吴雪军 著

睡眠之道

THE WAYS TO GET BETTER SLEEP

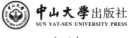

中山大學出版社
SUN YAT-SEN UNIVERSITY PRESS
·广州·

图书在版编目（CIP）数据

睡眠之道/吴雪军著. —广州：中山大学出版社，2023. 12
ISBN 978 - 7 - 306 - 07881 - 0

Ⅰ. ①睡…　Ⅱ. ①吴…　Ⅲ. ①睡眠—普及读物
Ⅳ. ①R338. 63 - 49

中国国家版本馆 CIP 数据核字（2023）第 150542 号

SHUIMIAN ZHI DAO

出　版　人：王天琪
策划编辑：金继伟
责任编辑：金继伟
封面设计：林绵华
责任校对：卢思敏
责任技编：靳晓虹
出版发行：中山大学出版社
电　　话：编辑部 020 - 84113349，84111997，84110779，84110776
　　　　　发行部 020 - 84111998，84111981，84111160
地　　址：广州市新港西路 135 号
邮　　编：510275　传　　真：020 - 84036565
网　　址：http://www.zsup.com.cn　E-mail：zdcbs@mail.sysu.edu.cn
印　刷　者：广州市友盛彩印有限公司
规　　格：787mm×1092mm　1/32　8.25 印张　200 千字
版次印次：2023 年 12 月第 1 版　2024 年 2 月第 2 次印刷
定　　价：68.00 元

前　言

为什么要写这本书？儿时的我有很多梦想，有些实现了，有些没有实现。出书也是我儿时的梦想之一，现在这个梦想也实现了。我身边的很多朋友都出过书，一些朋友建议我也出一本书，但我之前一直没有想好出一本什么样的书。我所学的虽是文科专业，但我从小热爱数学，也爱好其他自然科学，小时候读了很多科普书，如《十万个为什么》。大学毕业后，我开始阅读正式的科学文献，其中医学是我重点阅读的领域。当我从事与睡眠产业相关的工作之后，我逐渐产生了一个把儿时的梦想、朋友的建议、业余的爱好、自己的本职工作这四者结合起来的想法，那就是写一本关于睡眠的科普书。

目前，图书市场上有很多关于睡眠的书，这些书的读者群体、内容、风格各异。其中，人民卫生出版社于2022年出版的《睡眠医学（第2版）》质量很高，但却是给医学专业学生使用的教材，非医学专业人士看起来会比较吃力。至于睡眠科普读物，由于作者的文化层次、职业背景、写作风格不同，以及图书出版年代不同，给读者的总体感觉是千差万别的。不管其他人怎么写，我想写一本体现我自己风格的关于睡眠的书。相对于其他睡眠科普读物，本书内容有以下3个特点。

1．内容严谨

尽管我把本书定位为科普读物，但考虑到医学的严谨性，我尽量采用严谨的方法来构思和撰写本书内容。对医学有一定了解的朋友都知道，现代医学是以实验为基础的，医生的主观判断要由实验来检验，而单次实验的可信度低于多次实验的，单个医生主观判断的准确性一般低于一批顶尖医学专家共同制定的医学指南或专家共识的准确性。因此，本书虽然是科普读物，但内容上大量借鉴、引用了医学指南和专家共识。在此，我要对这些医学专家表达诚挚的敬意和由衷的感谢。

2．内容新颖

目前，很多中文睡眠科普读物普遍存在内容陈旧的问题。如非快速眼动（non-rapid eye movement，NREM）睡眠分期的问题，2007 年美国睡眠医学会（American Academy of Sleep Medicine，AASM）制定的新的睡眠判读指南已经把旧的非快速眼动睡眠的 Ⅲ 期与 Ⅳ 期合并为新的 N3 期睡眠，但最近几年出版的不少中文睡眠科普读物还在沿用 2007 年以前的旧的睡眠分期。相比之下，本书尽可能引用最新的医学指南和权威期刊论文。本书于 2023 年 6 月完成初稿，引用的医学指南和论文中有不少是 2023 年发表的，最新的甚至是 2023 年 5 月的。

3. 内容精炼

常见的睡眠科普读物大部分是由医生所写的，这类睡眠科普书中往往会有很多病例。非医生群体的科普人士写的睡眠科普读物中往往也会有很大的篇幅是关于自己或亲友的睡眠故事的。对于这些病例或故事，有些读者可能喜欢看，但也有很多读者并不喜欢看，毕竟这些占据了很大篇幅的睡眠障碍病例或睡眠故事往往并不有趣，也不一定能增加读者的睡眠知识。因此，本书几乎不包含睡眠障碍病例和睡眠故事，我希望通过这样的写作安排让读者可以更快地抓住重点。

科学可以回答一切吗？当然不能，虽然科学是人类认识世界和改造世界的工具，但科学并不能回答我们遇到的所有问题。有些问题是科学永远回答不了的，有些问题科学现在无法回答，但随着时间的推移，科学终将给我们一个完善的解答。例如，人为什么要睡觉？对于很多与睡眠相关的实际问题，科学界还无法给出很好的解答。例如，穿什么样的睡衣最有助于睡眠？

关于"穿什么样的睡衣最有助于睡眠"这个问题，我原本想在本书正文中回答。无奈我查阅了所有能找到的相关论文，都没有发现能够真正回答这个问题的，更没有解答这个问题的医学指南。因此，我想告诉读者，你就继续穿你喜欢的睡衣吧。

在没有论文证实也没有论文证伪的领域，你除了相信自己的感觉，也可以相信你平时信赖的亲友的推荐。

感谢所有支持的朋友，如需交流，请关注我的新浪微博（吴雪军和您聊睡眠）。睡眠医学发展迅速，而笔者的学识和能力有限，加之时间仓促，书中疏漏或不足之处在所难免，恳请各位专家和读者予以批评指正。

吴雪军

2023 年 7 月 21 日

C目录
ONTENTS

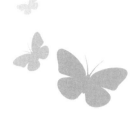

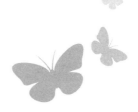

本书常用术语释义

睡眠障碍（sleep disorders） 按照妙佑医疗国际的解释，睡眠障碍是导致人的睡眠方式发生变化的疾病。睡眠障碍等同于睡眠疾病，医学界现在一般使用"睡眠障碍"一词来描述与睡眠相关的疾病。《睡眠障碍国际分类（第3版）》将睡眠障碍分为7大类：失眠障碍、睡眠相关呼吸障碍、中枢嗜睡性疾病、睡眠－觉醒昼夜节律障碍、异态睡眠、睡眠相关运动障碍、其他睡眠障碍。

睡眠障碍国际分类（International Classification of Sleep Disorders，ICSD） 美国睡眠医学会发布的睡眠障碍分类系统，在全球睡眠医学界有较大影响力。目前最新版本为《睡眠障碍国际分类（第3版）》（ICSD-3）。

国际疾病分类（International Classification of Diseases，ICD） 世界卫生组织（World Health Organization，WHO）发布的疾病分类系统，世界卫生组织成员国均应按照 ICD 对疾病进行分类（当然，各国也可以同时使用其他疾病分类方法）。目前，ICD 的最新版本为《国际疾病分类第十一次修订本（ICD-11）》。

妙佑医疗国际（Mayo Clinic） Mayo Clinic 的旧译为"梅奥诊所"，是位于美国明尼苏达州罗彻斯特的一家全球知名的医院。2020 年，该医院官方宣布其中文名称为"妙佑医疗国际"。根据美国《新闻周刊》发布的"2023 年全球最佳医院"榜单，妙佑医疗国际排名第一。

克利夫兰医学中心（Cleveland Clinic） 克利夫兰医学中心是位于美国俄亥俄州克利夫兰市的一家全球知名的医院。根据美国《新闻周刊》发布的"2023 年全球最佳医院"榜单，克利夫兰医学中心高居全球第二。

致癌物（carcinogen） 严格来说，致癌物只是致癌的外部因素，对于致癌的内部因素，如致癌基因，一般并不称其为致癌物。致癌的可能是物，也可能是某种行为，如上夜班，若是某种行为致癌，则把这种致癌行为称为"致癌因素"更符合汉语的一般表达习惯，但习惯上只使用"致癌物"一词。世界卫生组织下属的国际癌症研究机构（International Agency for Research on Cancer，IARC）根据物质的致癌性证据是否充分，将物质分为 4 类：1 类、2A 类、2B 类、3 类。其中，1 类致癌物是有足够的证据证明其对人类具有致癌性的物质；2A 类与 2B 类致癌物有一定的致癌证据，但证据尚不够充分；3 类物质可以被简单地理解为对人不致癌。人是否患癌是内外因素共同作用的结果，在某些情况下，与致癌物有所接触甚至长期接触也未必使人患癌。对于确定的致癌物即 1 类致癌物，普通人可以理解为长期接触该类致癌物可提高人的患癌概率。对于 2A 类和 2B 类致癌物，普通人可以理解为长期接触该类致癌物可能提高人的患癌概率，但相关证据还不够充分。

临床诊疗指南　临床诊疗指南简称"临床指南"，也称"医学指南"。法律界与医学界均未给临床诊疗指南以明确且统一的定义，一般参考美国医学研究所（Institute of Medicine，IOM）对临床诊疗指南的定义。2011 年，IOM 对临床诊疗指南的最新定义是"通过系统综述生成的证据以及对各种备选干预方式进行利弊评价之后提出的最优指导意见"。临床诊疗指南一般由政府或者相关学会或其分会或学组制定。

专家共识　在中国，专家共识是一种质量和影响力低于临床诊疗指南的行业指导文件，主要基于专家的临床经验而达成共识。专家共识一般由部分相关行业权威专家发起，介绍与行业相关的比较新的发现或者技术。国外专家共识的制定过程及效力一般与国内的类似。

褪黑素（melatonin，MT）　大脑松果体分泌的激素之一，化学式是 $C_{13}H_{16}N_2O_2$，又称为褪黑激素。褪黑素是人体内一种调节睡眠的激素，其合成和释放与一天中的时间有关，白天分泌减少，黑夜分泌增加。褪黑素的分泌会随着年龄的增长而呈下降趋势。当人需要睡觉而松果体分泌的褪黑素不足时，这时口服外源性褪黑素理论上有助眠效果，但在不同情况下口服外源性褪黑素的实际助眠效果则存在一定的争议。医学界一般认为，褪黑素可能更有益于缺乏褪黑素的老年人，中青年和未成年人只有在出现旅行时差等特殊情况下才需要服用褪黑素。外源性褪黑素的来源很广泛，很多动植物体内都含有褪黑素，但人们口服的外源性褪黑素主要是在工厂内以化学合成法人工合成的褪黑素。短期内口服适量的褪黑素通常是安全的，但口服褪黑素可能产生头痛、头晕、恶心等副作用。此外，褪黑素与某些药物相互作用还可能产生不良反应，例如，褪黑素与抗凝剂结合使用可能会增加出血风险，褪黑素也可能抑制抗惊厥药的药效并增加癫痫发作的频率。因此，服用褪黑素前咨询医生或药师仍然是比较稳妥的做法。

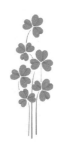

第一章　睡眠基础知识

第一节　人类为什么要睡觉

一、关于人类为什么要睡觉的理论

千百年来，人类提出过很多理论来解释为什么人类每天晚上需要睡觉，但至今没有一个统一、确切的答案。但是众所周知，人不能没有睡眠。目前，关于"人类为什么要睡觉"主要有以下 4 种理论。

1. 不活动理论

不活动理论认为，夜间不活动是一种生存适应，生物体在特别脆弱的时候不活动能使其免受伤害，从而得以生存。该理论认为，在夜晚能够保持安静的动物比其他保持活跃的动物更具有生存优势，例如，更不易被捕食者杀死，也更少发生意外事故。通

1

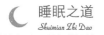

过自然选择，这种行为策略大概演变成了人们现在所认识的睡眠。但这一理论的缺陷是，为了能够对紧急情况做出有效反应（即使晚上躺在黑暗中），保持清醒总是更安全的。因此，如果安全是最重要的，那么睡觉似乎没有任何好处。

2. 能量保持理论

能量保持理论认为，睡眠是用来保存能量的方式。但这种观点存在很大的缺陷。睡眠所节约的能量是有限的，人类或某些动物如果不睡觉，完全可以用原本睡觉的时间获得更多的食物，从而获得更多的能量。

3. 恢复理论

恢复理论认为，睡眠在某种程度上有助于"恢复"人们清醒时身体中失去的东西。睡眠为身体提供了一个自我修复和恢复活力的机会。近年来，恢复理论得到了很多人体实验、动物实验的支持。例如，完全被剥夺睡眠的动物会在几周内失去所有免疫功能并死亡。人体中的许多重要恢复功能，如肌肉生长、组织修复、蛋白质合成和生长激素释放等，大多发生在睡眠期间，某些情况下甚至仅发生在睡眠期间。

4. 大脑可塑性理论

大脑可塑性理论是一种较新的睡眠理论。大脑可塑性理论认为，睡眠可以促进婴儿及儿童的脑发育、学习记忆巩固、突触可塑性形成等。成年人的睡眠与大脑可塑性之间的联系也越来越明显，这可以从睡眠充足和睡眠剥夺对人们学习和执行各种任务的能力的影响中看出来。

睡眠的功能不止一种，人们可能需要不止一种理论来解释人类为什么要睡觉。

二、不睡觉会致人死亡

对于"人类为什么要睡觉"这个问题，一般也可以简单地回答："因为人不睡觉真的会死！"那么，对于"人多久不睡觉会死"这第二个问题其实很难回答。国内外都流传着一种 10 天左右不睡觉人就会死的说法，但并无权威出处。其实这很好理解，这种实验在自愿的条件下是没法做的，古今中外有把犯人饿死、渴死的，但鲜有通过让人不睡觉这种方式把犯人处死的。所以人们很难知道人多久不睡觉会死。事实上，的确有一些人因为长期失眠而死，但这不是普通的失眠，而是一种非常罕见的疾病所致的失眠，这种病叫作家族型致死性失眠症（fatal familial insomnia，FFI）。家族型致死性失眠症是一种常染色体显性遗传病，临床主要表现为睡眠节律失调、自主神经功能异常及肌阵挛。中国疾病预防控制中心病毒病预防控制所传染病预防控制国家重点实验室于 2012 年发表了一篇题为《中国 10 例家族型致死性失眠症患者的临床及家族特征分析》的论文。该论文研究的 10 个病例中，8 例在发病 7 ~ 10 个月后死亡，平均在发病 9.5 个月后死亡。当然，这并不代表他们是平均连续彻夜失眠 9.5 个月后死亡的，因为在发病初期，病人并未达到连续彻夜失眠的地步。

其实，更常见的和睡眠有关的死亡是由睡眠问题引起的间接死亡。例如，睡眠不足引发的车祸导致的死亡，各种睡眠问题引起的癌症等重大疾病导致的死亡。关于这些睡眠问题间接引发的死亡，本书将在后续章节讲述。

三、睡眠的生理机制

睡眠是人类不可缺少的一种生理现象。睡眠能让人的身体和大脑重新充电，让人在醒来时精神焕发。良好的睡眠也有助于身体保持健康、预防疾病。没有足够的睡眠，大脑就不能正常工作。睡眠不足会使人无法集中注意力，无法清晰思考，并会损害记忆力。工作、生活、学习带来的压力，糟糕的睡眠环境，以及健康状况不佳等都会阻碍人们获得足够的睡眠。而健康的饮食和积极的生活习惯则有助于人们获得良好的睡眠效果。

人体内部的生物钟调节人的睡眠周期，控制人何时感到疲倦和准备睡觉，或是精神焕发和引起警觉。这个"时钟"被称为昼夜节律，以大约 24 小时为周期运行。人们忙碌了一个白天后，晚上会感到疲倦，而在睡觉前，这种疲倦感达到顶点。这种睡眠驱动力被称为睡眠－觉醒稳态，可能与腺苷有关，而腺苷是大脑产生的一种有机化合物。当人们在白天感到越来越累的时候，腺苷会逐渐增加，入睡后身体会在睡眠中分解这种化合物。

光也会影响昼夜节律。大脑包含一个被称为下丘脑的由神经细胞组成的特殊区域，下丘脑中有一簇细胞被称为视交叉上核，当眼睛暴露在自然光或人工光下时，它会处理光信号。这些信号帮助大脑判断所处时间是白天还是夜晚。

当自然光在晚上消失时，身体会释放褪黑激素，这是一种能引起睡意的激素。当早晨太阳升起时，身体会释放出一种叫作皮质醇的激素，这种激素可以让人清醒和充满活力。

第二节　睡眠分期与老年人睡眠质量差

睡眠分为非快速眼动（NREM）睡眠和快速眼动（rapid eye movement，REM）睡眠，NREM 睡眠又分为 3 期，整个睡眠周期可划分为 4 期。

一、NREM 睡眠 N1 期

第一阶段是处于清醒和睡眠之间的过渡阶段。在此阶段，肌肉放松，心率、呼吸和眼球运动开始减慢，脑电波的速度也开始变慢。第一阶段通常持续几分钟。

二、NREM 睡眠 N2 期

第二阶段的特征是随着心率、呼吸频率的持续减慢，肌肉变得更加放松，几乎无眼球运动。此阶段脑电波的速度大部分时间保持缓慢。

三、NREM 睡眠 N3 期

NREM 睡眠 N3 期是深度睡眠阶段，又称为慢波睡眠，在让人第二天感到精神焕发和警觉方面起着重要作用。心跳、呼吸和脑电波活动在此阶段都达到了最低水平，肌肉张力低下，较难被唤醒。这个阶段在上半夜较长，下半夜较短。

四、REM 睡眠

快速眼动睡眠，顾名思义，在这一阶段，眼球会在眼皮下快速来回移动，呼吸频率、心率和血压将开始上升。做梦通常发生在快速眼动睡眠期间，此时，胳膊和腿会有瘫痪感——这是为了防止身体在梦中活动。在此期间被唤醒的人中有 90%～95% 正在做梦。在每晚的多个睡眠周期里，REM 睡眠阶段的持续时间会随着睡眠时间的推移而增加。许多研究也将快速眼动睡眠与记忆巩固联系起来，这些研究认为，REM 睡眠阶段能将最近学到的知识和经验转化为长期记忆。快速眼动睡眠的持续时间会随着年龄的增长而减少，使人们有更多的时间进行非快速眼动睡眠。

这 4 个阶段会在整个晚上循环重复，直到醒来。每个周期的平均持续时间大约为 90 分钟。人也可能会在夜间短暂醒来，但第二天清晨醒来可能会忘记前一晚曾经短暂醒过，这些片段被称为"W"阶段。

那么老年人睡眠质量差与睡眠周期有何关系呢？根据国外研

究，老年人平均每个夜晚醒来三四次。相比年轻人，老年人在夜里会更频繁地醒来。不同年龄段的人各期睡眠所占时间比例不同，婴儿的 N3 期睡眠（即深度睡眠）占比最高，随着年龄增长，人的深度睡眠时间所占总体睡眠时间的比例不断降低，75岁以后，人的深度睡眠基本消失。深度睡眠越来越少乃至基本消失导致老年人在夜里频繁醒来。当然，老年人夜里频繁醒来的原因还有夜尿频繁、焦虑、慢性病造成的身体不适或疼痛等。

第三节　深度睡眠

一、为什么深度睡眠很重要

虽然所有阶段的睡眠都是健康所必需的，但深度睡眠对身体和精神都有特殊的好处。在深度睡眠期间，身体经历了许多重要的生理过程，以使大脑达到最佳状态。当处于深度睡眠时，人们不容易被唤醒。而如果人们从深度睡眠中被唤醒，在醒后的几分钟甚至几小时内，人们的精神会很差，甚至感到迷迷糊糊，会有强烈的想要重新入睡的欲望，这种现象被称为睡眠惯性。

深度睡眠有助于骨骼、肌肉的发育和组织的修复，生长激素也会从脑垂体释放出来。如果一个人正从伤病中恢复，那么身体的大部分自我修复是在深度睡眠中进行的。另外，深度睡眠对调节葡萄糖代谢很重要，很多优秀运动员非常重视深度睡眠，因为它有助于能量储存。

深度睡眠对认知功能和记忆很重要。人一整天都在接收信息输入，这些信息输入会加强大脑网络中的突触连接。然而，如果没有充分的休息，人的大脑就无法持续接收信息。研究人员认为，深度睡眠在为第二天的记忆做准备方面发挥了作用。也就是说，充足的深度睡眠有助于准备接收新信息并适应新环境。有证据表明，人们在学习一项新任务后会获得更高比例的深度睡眠。换句话说，人的大脑评估新的记忆，然后保存和巩固那些最重要的记忆。

二、深度睡眠不足有什么危害

除导致疲劳外，深度睡眠不足还会对身体产生一些其他的负面影响。

深度睡眠是记忆形成过程的一部分，如果晚上没有足够的深度睡眠，人就很难巩固记忆。在身体层面上，深度睡眠不足会降低免疫力，让人更容易受到感染。深度睡眠时，大脑中潜在的有害废物被清除。深度睡眠的减少也可能加大神经系统疾病的发生概率，例如，阿尔茨海默病和帕金森病。此外，深度睡眠不足与2型糖尿病、高血压和心脏病的发生及发展也有一定关系。

另外，睡眠不足与肥胖也有关系。这是因为睡眠不足导致瘦素（leptin）和饥饿激素（ghrelin）发生变化，这些激素的变化让睡眠不足者更想吃高热量的食物。

三、哪些人深度睡眠不足

任何总体睡眠时间不足的人都可能未得到足够的深度睡眠，而总体睡眠时间达标（成年人一般为 7～9 小时）的人也可能深度睡眠不足。由于年龄、生活习惯、个人体质的差异，睡眠医学界目前无法给出每个人每晚深度睡眠时间的合理占比。一些失眠症患者的睡眠周期会发生变化，可能会有更多的第一阶段睡眠，而深度睡眠不足。夜里多次觉醒的人由于正常的睡眠周期被打断，深度睡眠也可能不足。压力和衰老也会导致成年人的深度睡眠不足。

如果出现以下迹象，则说明你的深度睡眠可能不足：

（1）白天感觉疲倦，昏昏欲睡。

（2）警觉度和注意力降低。

（3）形成新记忆困难，学习能力下降。

（4）总想吃高热量食物。

四、如何增加深度睡眠时间

增加每晚睡眠时间，以及运用科学方法改善睡眠质量，都可以增加深度睡眠时间。除此之外，还有一些特殊的办法可以增加深度睡眠时间。

（1）使用舒适的床垫。韩国的 Hyunja Lee 团队和南京林业大学的申黎明团队分别于 2006 年和 2012 年发表论文表明，比较舒适的床垫有利于增加深度睡眠时间。

（2）使用摇摆型电动床。2019 年，瑞士日内瓦大学的 Laurence Bayer 团队发表论文表明，摇摆型电动床整晚不停地摇摆可以增加深度睡眠时间。

（3）改善饮食。摄入更多膳食纤维和蛋白质，少摄入饱和脂肪，可以增加深度睡眠时间。

（4）使用薰衣草精油（lavender essential oil）。2005 年，美国维思大学的一项研究表明，睡前使用薰衣草精油可增加深度睡眠时间。

（5）听双耳节拍（binaural beats）。双耳节拍是通过听两种稍微不同的声波产生的，每个耳朵一种，两种声波的频率之间的差异产生了"第三音"。2017 年，泰国学者 Nantawachara Jirakittayakorn 和 Yodchanan Wongsawat 发表的一项研究表明，听双耳节拍可以增加深度睡眠时间。

（6）听觉深度刺激。瑞士苏黎世联邦理工学院的研究人员开发了一种名为 Sleep Loop 的可穿戴设备，佩戴时设备可在睡眠过程中监测并分析大脑活动，在监测到大脑深度睡眠的慢波时，通过声音刺激增强慢波，从而促进深度睡眠。

第四节　睡眠对学习和记忆的影响

一、学习和记忆过程与睡眠

研究表明，睡眠时长及睡眠质量对学习和记忆有重大影响。

睡眠以两种不同的方式影响学习和记忆。首先，睡眠不足的人难以集中注意力，因此无法有效地进行学习。其次，睡眠本身在巩固记忆方面起着重要作用，而记忆对学习新信息至关重要。

一般认为，学习和记忆包括三个主要的阶段，即信息的获取、信息的巩固、信息的回忆。信息的获取是指将新信息引入大脑。信息的巩固是新信息在大脑内变得稳定的过程。信息的回忆指的是大脑存储信息后再次读取信息（无论是有意识还是无意识）。

这三个阶段都是实现记忆功能所必需的。历史上曾经有一些科学家和科学爱好者认为，人在睡眠中也可以稳定地获得新信息，比如在睡眠中记忆新的外语单词。包括《睡眠医学（第2版）》在内的诸多出版物均论述了记忆巩固可在睡眠中发生这一观点。虽然对于人在睡眠中如何巩固记忆，科学界还未完全研究清楚，但很多研究人员认为，睡眠的不同阶段与特定类型记忆的巩固有关。

睡眠研究人员使用两种方法研究睡眠在学习和记忆形成中的作用。第一种方法主要研究完成一种新任务时睡眠的不同阶段如何变化。第二种方法研究睡眠剥夺如何影响学习。睡眠剥夺可以是完全剥夺（不允许睡眠）、部分剥夺（剥夺早期或晚期睡眠）或选择性剥夺（剥夺特定阶段的睡眠）。

二、睡眠阶段和记忆类型

在新的学习情境中，人会形成不同类型的记忆。科学家正在探索不同类型记忆的巩固与不同睡眠阶段之间是否存在关系。

最早的睡眠和记忆研究集中于对陈述性记忆（declarative memory）的研究，这类记忆主要基于事实信息（例如，德国首都是哪个城市，或者今天早上你吃了什么）。一项研究发现，参加强化语言课程的人的快速眼动睡眠增加了。快速眼动睡眠阶段是做梦最频繁的睡眠阶段。科学家们相信，快速眼动睡眠在学习材料的获取中起着至关重要的作用。

研究人员现在认为，深度睡眠在与陈述性记忆有关的信息的加工和巩固方面发挥着重要作用。关于睡眠和陈述性记忆之间的关系尚待继续研究。

现今的研究者也非常关注睡眠对程序性记忆（procedural memory）的影响。程序性记忆是指如何做某事（例如，骑自行车或弹钢琴）的记忆。有研究认为，快速眼动睡眠似乎在巩固程序性记忆方面起着关键作用。

三、睡眠剥夺对学习和记忆的影响

当人们睡眠不足时，人们的聚焦能力、注意力、警觉性都会受到损害，从而使人们接收信息变得更加困难。如果没有充足的睡眠和休息，过度工作的神经元就无法正常协调和处理信息，人们也就失去了回忆以前学习到的信息的能力。

此外，由于睡眠不足，人们对事情的理解可能会受到影响。人们无法准确地评估形势并制订相应的计划，从而失去了做出正确决策的能力，人们的判断力也会受到严重的损害。

长期睡眠不足会造成长期的疲惫，长期的疲惫意味着人们不太可能把事情做好。睡眠不足则神经元不能以最佳状态工作，肌肉不能得到充分休息，身体的各种器官也不能正常运转。睡眠不足导致的注意力不集中甚至会引发各种事故。

睡眠质量不佳和睡眠不足也会对情绪产生负面影响，从而影响学习。情绪变差会影响人们获取新信息并记住这些信息的能力。长期睡眠不足会以多种方式影响不同的人（其影响机制尚不清楚），但很明显，良好的夜间休息对学习和记忆有很大的正面影响。

四、研究有待深入

目前的研究表明，尽管充足的睡眠对保持良好的记忆至关重要，但和其他科学研究领域一样，在睡眠和学习记忆领域仍有一些尚待解答的问题。例如，某些药物会显著抑制快速眼动睡眠，然而服用这些药物的患者没有产生任何记忆障碍。同样，有些患者因外伤或疾病而导致脑损伤，最终快速眼动睡眠几乎消失，但这些患者也没有明显丧失形成新记忆的能力。

五、总结

睡眠医学界认为，不同的睡眠阶段与不同类型记忆的巩固有关，睡眠不足会降低人的学习能力。尽管还存在一些尚待深入研究的问题，但总体证据表明，每天充足的睡眠对学习和记忆非常重要。

六、学生该怎么做

对一些学生来说，通宵达旦地学习是一种常见的习惯。2019年10月，麻省理工学院 Jeffrey Grossman 和 John Gabrieli 教授发现了睡眠与考试成绩的相关性：学生在学期中睡得越少，成绩越差。简单地说，通宵学习只是延长了学习时间，但它同时也降低了学习效率，最终通宵学习让成绩变得更差。因此，为了好好学习，并且获得好的考试成绩，学生应好好睡觉。

第五节　睡　　姿

恢复理论认为，睡眠有助于身体进行自我修复。而睡眠姿势可以促进或阻碍该修复过程，这取决于睡眠姿势对脊柱自然弯曲的支持程度。人们早上醒来有时会感到某个部位疼痛，这种疼痛可能是由睡眠姿势不当造成的。

人们花了生命的三分之一的时间来睡觉或休息，所以选择一个有助于身体恢复的睡眠姿势很重要。适当的睡眠姿势可以减轻脊柱的压力，而不适当的姿势则会增加背部、手臂或肩膀的疼痛或僵硬，从而导致睡眠质量下降。

一、最好的睡姿是什么

睡姿的选择取决于个人健康状况和个人的舒适度。话虽如此，但有些睡姿被认为比其他睡姿更利于健康。具体来说，侧睡或仰卧睡比趴着睡更有益，因为这两种睡眠姿势更容易保持脊柱的平衡，从而减轻脊柱组织的压力，使肌肉得到放松和恢复。然而，如果你觉得趴着睡很舒服，那也不用强迫自己改变。

不同的睡眠姿势会给你带来不同的好处，如果你正处于背痛、妊娠期、过敏、胃食管反流或其他状况时，特定睡姿可能会对你的睡眠有所帮助。在一项研究中，一组受背痛困扰的成年人接受了仰卧或侧卧睡眠的训练，在短短四周内，他们的疼痛明显有所减轻。

调整到一个新的睡眠姿势需要时间，但这是可能实现的。对自己要有耐心，可以用枕头帮助训练你的身体适应新的睡眠姿势。

二、侧睡

小时候，人们每晚以各种睡姿睡觉，各种睡眠姿势所花的时间是差不多的。但成年以后，人们明显偏爱侧睡，而且这种睡眠姿势更适合老年人。

侧睡不仅可以保持脊柱的健康排列，减少背痛，而且可以减少"烧心"和打鼾，是有利于胃食管反流病（gastroesophageal reflux disease，GERD）或阻塞性睡眠呼吸暂停综合征患者的睡眠姿势。

侧睡对以下人群特别有益：

（1）孕妇。

（2）胃食管反流病患者。

（3）背痛的人。

（4）打鼾或阻塞性睡眠呼吸暂停综合征患者。

（5）老年人。

三、孕期最佳睡姿

专家建议孕妇侧睡并保持双膝弯曲。侧睡姿势可以减少孕妇腹部的压力，改善血液循环。特别推荐孕妇左侧位睡眠，因为这种睡姿可以防止肝脏受压迫，有利于血液流向胎儿、子宫、肾脏和心脏。如果孕妇在怀孕期间感到左侧位睡觉不舒服，可以时不时地换到右侧位，以减轻左侧臀部的压力。孕妇也可以通过在腹部下面、两腿之间和背部最窄处放置枕头来缓解压力。

四、侧睡有什么缺点吗

侧睡可能会导致肩膀疼痛，所以最好偶尔变换一下姿势，并使用合适的枕头和床垫。侧睡也会促进面部皱纹的形成，因为脸压在枕头上时面部皮肤易被挤压。

以下人群不建议采用侧睡姿势：

（1）肩痛的人。

（2）特别担心脸上长皱纹的人。

五、左侧位好还是右侧位好

如果你习惯侧睡，那么是左侧位好，还是右侧位好？2022年，北京林业大学张园等人在 *Sensors* 上发表的一篇论文"The Relationship Between Sleeping Position and Sleeping Quality：A Flexible Sensor-based Study"表明，习惯右侧卧的人睡眠质量较高。

睡姿不对称会增加醒来时身体出现疼痛症状的风险，所以可以使用合适的床垫和枕头来使侧睡姿势达到最佳状态，使脊柱从臀部到头部对齐。可将枕头放在身体两侧，使自己保持恰当姿势，并在膝盖之间放一个小枕头。

六、仰卧睡姿

与侧睡姿势相比，仰卧是第二受欢迎的睡眠姿势，也有很多好处。仰卧睡姿可以让脊柱保持自然的生理曲度，并使身体重力均匀分布，可防止颈部或背部疼痛。仰卧睡姿也可以缓解鼻塞。采用仰卧睡姿，面部不会受枕头或床垫挤压而出现皱纹，也更有益于保护皮肤。

仰卧睡姿特别有益于：

（1）腰痛患者。

（2）担心脸上长皱纹的人。

（3）颈部疼痛患者。

（4）鼻塞患者。

七、颈部疼痛患者的最佳睡眠姿势

仰卧是颈部疼痛患者的最佳睡眠姿势。为了防止颈部疼痛，可以用一个枕头支撑颈部，同时用另一个较薄的枕头垫在头下，记忆棉枕头是不错的选择。或者可以在脖子下面放一卷毛巾，同时用一个更平坦的枕头垫头。在仰卧睡觉时，手臂最好自然伸直放在身体两侧，而不是把一个手臂放在你的前额，因为这会导致脊柱不平衡，从而造成肩或颈部疼痛。

八、鼻塞患者的最佳睡眠姿势

如果你正处在鼻塞状态，用枕头支撑你的上背部，这样你就可以保持更挺直的姿态，而不会使脊柱塌陷。这种睡眠姿势可以使你的呼吸道保持畅通，并有助于鼻腔分泌物的流出。应避免简单地平躺，因为那样会让鼻塞更严重。

九、仰卧睡姿有什么缺点吗

对于有打鼾和阻塞性睡眠呼吸暂停综合征的人而言，仰卧睡姿是最不合适的，因为这容易让人出现气道萎陷。阻塞性睡眠呼吸暂停综合征患者多半属于位置依赖型呼吸暂停，这意味着当他们仰卧睡眠时，睡眠呼吸暂停症状会加重。另外，仰卧睡姿使一些人感到放松的同时，也会增加另一些人背部的疼痛。当你仰卧睡在较硬的床垫上时，腰部和床垫表面之间可能会形成一个小间隙，这会导致腰部出现不适感。你可以通过在疼痛部位放一个薄枕头来解决这个问题，你也可以整晚在仰卧和侧卧之间切换。

胃食管反流病患者也应避免使用仰卧睡姿，因为胃食管反流病的典型症状在仰卧睡姿下会更为频繁地出现。

最后，随着年龄的增长或体重的增加，仰卧时呼吸会变得更加困难。对于年龄较大和体重较大的人来说，换成侧睡姿势是一个更好的选择。

以下人群不建议采用仰卧睡姿：

（1）孕妇。

（2）打鼾或阻塞性睡眠呼吸暂停综合征患者。

（3）背痛的人。

（4）胃食管反流病患者。

（5）肥胖的成年人。

（6）老年人。

十、趴着睡

趴着睡是最不受欢迎的睡眠姿势，但趴着睡也有一些好处，比如，它可以通过开放气道来缓解打鼾。然而在这个睡眠姿势下呼吸，肋骨必须承受较大的重力，这可能会迫使人消耗更多的能量，从而使睡眠不安稳。

十一、趴着睡的缺点

趴着睡有一些缺点，因此不建议大多数人使用。特别是以下人群应避免趴着睡觉：

（1）孕妇。

（2）颈部或背部疼痛患者。

（3）担心脸上长皱纹的人。

在所有睡眠姿势中，趴着睡提供的背部支撑最少，还会增加脊柱的压力，有时醒来后会感到疼痛。为了趴着睡觉，你必须把头朝向一边，这会使你总是扭动脖子和头，使之与脊柱不在一条直线上。如果你的床垫不够硬，你的腹部会陷进床垫里，使你的脊柱不能舒服地伸展。随着时间的推移，这种睡眠姿势会对你的脊柱产生负面影响。

另外，趴着睡觉时脸直接被压在枕头或床垫上，会导致面部出现皱纹。

十二、趴着睡怎样才能睡得更好

如果没有合适的枕头和床垫，趴着睡很容易引起疼痛。然而在这种姿势下睡得相对好也是有可能的。如果你喜欢趴着睡觉，那么试着用一个很薄的枕头，或者根本不用枕头。这样，你可以避免脖子向后倾斜，造成进一步的脊柱错位和不适。还可以在你的下腹部放一个薄枕头，以进一步平衡脊柱，减轻压力。

一个较硬的床垫也可以防止一些脊柱问题。当床垫是硬实的，身体就不太可能深深陷入床垫里，你的脊柱就会更少出现异常弯曲。

十三、最好的睡姿

对你来说，最好的睡姿是任何一个能让你享受一个不间断睡眠的宁静之夜、早上醒来时感觉精神焕发且没有任何疼痛的睡眠姿势。如果你现在的睡眠姿势就能达到这样的效果，则可以不用改变姿势；如果你认为一个新的姿势可以让你睡得更舒服，那就试试，不过尝试改变睡姿一定要有耐心。

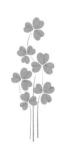

第二章　睡多久与几点睡

第一节　理想睡眠时长

一、世界卫生组织的建议

目前，世界卫生组织仅对 5 岁以下儿童的理想睡眠时长做了建议（见表 2.1），对其他年龄组未做建议。

表 2.1　世界卫生组织对 5 岁以下儿童的理想睡眠时长的建议

年龄组	建议每日睡眠时长
0～3 个月	14～17 小时（包括多次小睡）
4～12 个月	12～16 小时（包括多次小睡）
1～2 岁	11～14 小时（包括多次小睡）
3～4 岁	10～13 小时（可包括 1 次小睡）

资料来源：Guidelines on physical activity, sedentary behaviour and sleep for children under 5 years of age. 见世界卫生组织网站（https://www.who.int/publications/i/item/9789241550536）。

从表2.1可以看出，世界卫生组织认为，2 岁及以下儿童每日睡眠可包括多次小睡，而 3～4 岁儿童每日可不再小睡，即使小睡也以 1 次为宜。

二、美国疾病控制与预防中心的建议

美国疾病控制与预防中心（Centers for Disease Control and Prevention，CDC）结合其他机构和专家的建议做出了针对所有年龄段的最佳睡眠时长的建议（见表2.2）。

表2.2　美国疾病控制与预防中心针对所有年龄段的最佳睡眠时长的建议

类别	年龄组	建议每日睡眠时长
新生儿	0～3 个月	14～17 小时
婴儿	4～12 个月	12～16 小时（包括小睡）
幼儿	1～2 岁	11～14 小时（包括小睡）
学前班	3～5 岁	10～13 小时（包括小睡）
小学生	6～12 岁	9～12 小时
中学生	13～18 岁	8～10 小时
成年人	18～60 岁	7 小时以上
	61～64 岁	7～9 小时
	65 岁及以上	7～8 小时

资料来源：How much sleep do I need? 见美国疾病控制与预防中心网站（https://www.cdc.gov/sleep/about_sleep/how_much_sleep.html）。

对于 6 岁及以上各年龄段人群的睡眠时长，美国疾病控制与预防中心未直接提及小睡。这是因为从目前的研究来看，对于 6

岁及以上人群，小睡并非对每个人都是必要的。科学界的主流研究认为，成年人即使小睡也不宜超过半小时。至于中小学生小睡超过半小时是否合适，科学界的研究还不充分。但如果从中小学生全天的作息实际，以及小睡超过半小时后学生可能进入深度睡眠，而从深度睡眠中被唤醒会造成学生精神不佳这一情况来看，中小学生如果小睡也不应超过半小时是合理的。

针对 18～60 岁人群，美国疾病控制与预防中心未给出合理睡眠时长的上限。

三、美国国家心肺和血液研究所的建议

美国国家心肺和血液研究所（National Heart Lung and Blood Institute，NHLBI）结合其他机构的建议做出了针对 4 个月及以上人群的最佳睡眠时长的建议（见表 2.3）。

表 2.3　美国国家心肺和血液研究所针对 4 个月以上人群的
最佳睡眠时长的建议

年龄组	建议每日睡眠时长
4～12 个月	12～16 小时（包括多次小睡）
1～2 岁	11～14 小时（包括多次小睡）
3～5 岁	10～13 小时（包含多次小睡）
6～12 岁	9～12 小时
13～18 岁	8～10 小时
18 岁以上	7～8 小时

资料来源：How much sleep is enough? 见美国国家心肺和血液研究所网站（https://www.nhlbi.nih.gov/health/sleep-deprivation/how-much-sleep）。

四、美国妙佑医疗国际的建议

妙佑医疗国际网站上针对 4 个月及以上年龄段的最佳睡眠时长的建议如表 2.4 所示。

表 2.4　妙佑医疗国际针对 4 个月及以上年龄段的最佳睡眠时长的建议

年龄组	建议每日睡眠时长
4～12 个月	12～16 小时（包括小睡）
1～2 岁	11～14 小时（包括小睡）
3～5 岁	10～13 小时（包括小睡）
6～12 岁	9～12 小时（包括小睡）
13～18 岁	8～10 小时（包括小睡）
18 岁以上	7 小时或以上

资料来源：多长时间的睡眠才足够健康？见妙佑医疗国际网站（https://www.mayoclinic.org/zh-hans/healthy-lifestyle/adult-health/expert-answers/how many hours of sleep are enough/faq-20057898）。

五、我国官方的要求与建议

目前，我国卫生主管部门针对 5 岁及以下儿童每日睡眠时长给出了具体的建议，但对其他年龄段人群的睡眠时长则未给出建议。2017 年 10 月，原国家卫生和计划生育委员会发布了《0 岁～5 岁儿童睡眠卫生指南》。在该指南中，针对 5 岁及以下儿童的推荐每日睡眠时长如表 2.5 所示。

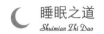
表 2.5　我国卫生主管部门针对 5 岁及以下儿童的推荐每日睡眠时长

年龄组	推荐每日睡眠时长
0～3 个月	13～18 小时
4～11 个月	12～16 小时
1～2 岁	11～14 小时
3～5 岁	10～13 小时

资料来源：中华人民共和国卫生行业标准《0 岁～5 岁儿童睡眠卫生指南》（WS/T 579—2017），中华人民共和国国家卫生和计划生育委员会 2017 年 10 月 12 日发布。

教育部对中小学生的最短睡眠时长有明确的要求，对中小学生的最长睡眠时长则无要求。2021 年，教育部办公厅发布了《关于进一步加强中小学生睡眠管理工作的通知》，该通知要求小学生每天睡眠时间应达到 10 小时，初中生应达到 9 小时，高中生应达到 8 小时。

六、笔者的建议

每个人每天所需的睡眠时间因人而异，但多数人所需的睡眠时长是有规律可循的，影响一个人所需睡眠时间的最大变量就是年龄。各个国家的专业机构给出的不同年龄段所需的睡眠时长建议其实是大同小异的。针对中国的具体情况，笔者认为，5 岁及以下儿童的睡眠时长应遵照《0 岁～5 岁儿童睡眠卫生指南》执行。对于中小学生，教育部明确给出了中小学生睡眠时长的下限，中小学生和家长应遵照执行。关于中小学生睡眠时长的上限，我国官方尚未给出标准，中小学生可参考美国疾病控制与预防中心推荐的上限标准执行。

绝大多数成年人的合理睡眠时长下限为 7 小时，这点少有争议；上限则很有争议，有 8 小时、9 小时、10 小时等多个参考值，其中美国疾病控制与预防中心和妙佑医疗国际均未给出成年人合理睡眠时长的上限。笔者认为，多数成年人夜晚睡眠时长一般不宜超过 9 小时，但具体上限标准可根据自己身体的实际状况而定。

第二节　睡眠不足与睡眠不佳的巨大危害

一、什么是睡眠不足与睡眠不佳

英文里有两个词组与汉语"睡眠不足"的概念密切相关，分别是 sleep deprivation 和 sleep deficiency。英语国家的睡眠医学专家和专业机构多数认为 sleep deprivation 指睡眠不足。美国国家心肺和血液研究所对 sleep deprivation 的定义是"a condition that occurs if you don't get enough sleep"。而 sleep deficiency 则有更广泛的含义，既包含了 sleep deprivation 即睡眠不足的情况，也包含了睡眠时长不算短但睡眠质量不佳的情况。很多人把 sleep deprivation 翻译为"睡眠剥夺"，也有人将其翻译为"睡眠不足"。笔者认为，考虑到中文表达的一般习惯，一般将自主选择减少睡眠时间或不睡觉的情况翻译为"睡眠不足"或"没睡觉"更贴切。如果是因睡眠试验或者其他特殊情况而被他人剥夺部分或全部睡眠时间，则可翻译为"睡眠剥夺"。sleep deficiency 也往往被翻译为"睡眠不足"，但笔者认为，如此一来容易与 sleep deprivation 的中文翻译混淆，另外考虑到多数英语国家睡眠专家的用词习惯，sleep deficiency 可翻译为"睡眠不佳"。如果用更口语化的翻译方法，则 sleep deprivation 可翻译为"没睡够"或"没睡觉"，sleep deficiency 可翻译为"没睡好"或"睡不好"。本书尤其是本章同时涉及 sleep deprivation（睡眠不足、没睡够、没睡觉）与 sleep deficiency（睡眠不佳、没睡好、睡不好）这两个概念。

二、睡眠不佳的常见症状

（1）白天犯困。

（2）疲倦。

（3）易怒。

（4）难以集中精力思考问题，记忆困难。

（5）反应变慢。

（6）头痛。

需要特别注意的是，有些睡眠不佳的儿童白天并不犯困，反而特别活跃，但白天不犯困不代表儿童的睡眠没问题。

三、睡眠不佳的严重症状

（1）微睡眠（持续时间仅数秒的短暂睡眠状态）。

（2）眼球震颤（一种不自主、有节律性、往返摆动的眼球运动）。

（3）说话不清楚。

（4）眼睑下垂。

（5）手颤抖。

（6）产生视觉和触觉的幻觉。

（7）判断力受损。

（8）冲动（甚至鲁莽）的行为。

四、睡眠不佳的原因

睡眠不佳的常见非病理原因包括：

（1）不良的睡眠习惯。

（2）上夜班。

（3）饮酒（特别是酗酒）。

（4）使用刺激性物质（如咖啡因等）。

（5）压力过大。

（6）在陌生环境睡觉。

睡眠不佳也可能由以下病理原因造成：

（1）睡眠呼吸暂停。

（2）神经性疾病（如阿尔茨海默病或帕金森病）。

（3）失眠。

（4）疼痛。

（5）普通感冒和流感等。

（6）某些药物影响睡眠（如皮质类固醇等）。

（7）抑郁症、焦虑症、双相障碍等精神心理疾病。

五、睡眠不佳触发或使之恶化的疾病

（1）肥胖症。

（2）2 型糖尿病。

（3）高血压。

（4）睡眠呼吸暂停。

（5）中风。

（6）心脏病。

（7）血管疾病。

（8）肾脏疾病。

六、睡眠不佳与癌症

大量研究表明，经常值夜班的护士患乳腺癌的风险会有所增加。世界卫生组织下属的国际癌症研究机构已将"上夜班"列为2A级致癌因素（即很可能致癌）。

研究发现，每晚睡眠少于 6 小时的人整体患癌风险增加了1.37 倍，而患肺癌的风险则增加了21%。

2023 年 1 月，由中国医学科学院任建松和深圳市慢性病防治中心彭绩领衔的研究团队在 *Cancers* 上发表了乳腺癌相关论文，该项研究发现，睡眠时间短（小于 6 小时）是诱发乳腺癌的重要因素之一，相对于拥有正常睡眠时长（6～8 小时）的人，睡眠时间短的人发生乳腺癌的风险增加了 4.86 倍。

七、睡眠不佳造成意外事故

睡眠不佳也与成年人、青少年、儿童意外伤亡有关。例如，疲劳驾驶是造成严重车祸伤亡的重要原因。根据美国汽车协会交通安全基金会（AAA Foundation for Traffic Safety）2014 年发布的一项题为 "Prevalence of Motor Vehicle Crashes Involving Drowsy Drivers, United States, 2009—2013" 的研究报告，美国 2009—2013 年发生的致死交通事故中有 21% 与司机打瞌睡有关。

在我国，由疲劳驾驶引发的交通事故同样让人担忧。虽然全国范围内疲劳驾驶引发的交通事故数量和比例难以获得，但从部分学者的统计分析成果中仍可管中窥豹。2016 年，同济大学道路与交通工程教育部重点实验室和公安部交通管理科学研究所道路交通安全公安部重点实验室联合发表了一篇名为《多车道高速公路事故特征关联分析》的论文。该项研究应用关联规则深入剖析某条多车道高速公路 90 起交通死亡事故的主要特征，发现由驾驶人疲劳驾驶引发的事故共 45 起，导致 67 人死亡，分别占事故总数的 50% 和死亡人数的 57.26%，疲劳驾驶为引发该段高速公路交通死亡事故的首要因素。

八、睡眠不佳缩短人的寿命

一项在 2023 年美国心脏病学会（American College of Cardiology，ACC）年会暨世界心脏病学大会（World Congress of Cardiology，WCC）发表的研究显示，拥有良好睡眠的人，患心血管疾病、癌症的概率和全因死亡（各种原因导致的死亡）风险也会降低，寿命有望比预期寿命最多延长近 5 年。

哈佛大学医学院等机构做了同样的研究，根据睡眠信息，研究人员对参与者的 5 项睡眠习惯进行了评分。如果睡眠习惯满足以下标准，则评分为 1 分，不满足则为 0 分。

（1）每晚睡 7～8 小时。

（2）每周入睡困难不超过 2 次。

（3）每周睡眠不安稳不超过 2 次。

（4）不使用任何安眠药。

（5）每周至少有 5 天起床后感觉休息良好。

参与者睡眠质量总评分为 0～5 分，评分越高，表明睡眠质量越好。

研究结果显示，睡眠不佳与预期寿命缩短有关：

（1）睡眠评分为 0～1 分的女性比评分为 5 分的女性预期寿命短 2.4 年。

（2）睡眠评分为 0～1 分的男性比评分为 5 分的男性预期寿命短 4.7 年。

九、睡眠不足让人更少助人

2022 年 8 月，加州大学伯克利分校 Matthew Walker 教授和 Eti Ben Simon 博士等人在 *PLOS Biology* 期刊发表了题为 "Sleep Loss Leads to the Withdrawal of Human Helping Across Individuals,

Groups, and Large-scale Societies"的研究论文。该研究论证了睡眠不足的影响不仅局限于个体，还会影响到周围的人——使其降低了帮助他人的意愿。鉴于目前睡眠不足问题的普遍性，以及人类互帮互助、维持合作对于社会的重要性，睡眠不足对现实世界的影响不可小觑。

第三节　天生短睡眠者

一、天生短睡眠者

每个人需要的睡眠时长各不相同，但多数成年人每晚需要睡7～9小时。然而也有一些成年人每晚只需不到6小时的睡眠，白天依旧精力旺盛且没有困倦的感觉，这样的人被称为天生短睡眠者（natural short sleeper）。

二、诊断

《睡眠障碍国际分类（第3版）》对于天生短睡眠者的诊断标准如下：

（1）成年人每天睡眠时间小于6小时。未成年人每天睡眠时间显著少于同龄者。

（2）天生短睡眠者没有因困倦或睡眠不足引起的日间功能受损。

（3）临床症状不能由其他类型睡眠障碍如神经科、精神科或内科疾病、精神障碍或药物滥用解释。

三、鉴别

人们经常能听到，某些名人或生活中认识的熟人说自己每天睡眠不到 6 小时却可长期保持精力旺盛且白天不困倦。这当中只有一小部分人属于真正的天生短睡眠者，更多的则不属于。这些伪天生短睡眠者又分为两种情况：一种是其他疾病或药物滥用造成了他们短睡眠的事实，还有一种是为了标榜自己天赋异禀而撒谎以伪装成天生短睡眠者。真正的天生短睡眠者是比较少见的，具体出现比例难以准确统计。赵忠新与叶京英主编的《睡眠医学（第 2 版）》提出了两个数据可供参考。该书第五章第一节"失眠概述"里提到，"有极少数健康人（约1%）每天睡 5 小时也感觉良好"；第十四章第二节"短睡眠者"里提到，我国广东省对中年人群的调查发现短睡眠发生率为 0.52%。因此，认定天生短睡眠者在人群中不超过1%应该是合理的。

四、原因

一般认为，天生短睡眠者的出现与多种基因相关，环境因素可能也起了一定作用。究竟有多少种基因与天生短睡眠者有关，对此，目前科学界尚未有定论。

五、健康影响

医学界尚未发现天生短睡眠对健康有任何不良影响。天生短睡眠者相比常人可能还有特殊的健康优势，比如可能终生远离阿尔茨海默病。

六、治疗

天生短睡眠者不需要治疗，因为他们的健康不会由于睡眠不足而受到损害。长期每晚睡眠不足 6 小时的成年人应该咨询医生以确定自己是不是天生短睡眠者，如果不是，那可能需要通过治疗或改变作息习惯来改善睡眠。

第四节　为什么你白天严重犯困

一般认为，多数成年人每晚需要睡 7～9 小时，但这只适用于多数成年人，而非所有成年人。如果你属于这个群体，那对你而言，究竟每晚要睡几个小时？7 小时、8 小时还是 9 小时？不管是普通老百姓还是睡眠医学专家，很多时候都会用白天犯困或者嗜睡的程度来判断睡眠时长是否足够。这种方法虽不够尽善尽美，但简便易行且具有较高的参考价值。那么如何评估白天的嗜睡程度呢？睡眠医学专业人士经常使用 Epworth 嗜睡量表（The

Epworth Sleeping Scale，ESS）来评估一个人白天的嗜睡程度。

一、嗜睡量表

结合 Epworth 嗜睡量表（见表2.6），评估你最近几个月在下列情况下打瞌睡（不仅仅是感到疲倦）的可能性。假如你最近没有做过其中的某些事情，请试着填上做这些事情时最可能出现的情况。从每一行中选一个最符合你的情况的数字："0"对应从不打瞌睡；"1"对应轻度可能打瞌睡；"2"对应中度可能打瞌睡；"3"对应重度可能打瞌睡。

表2.6　Epworth 嗜睡量表

在下列情况下打瞌睡的可能性	从不 （0）	轻度可能 （1）	中度可能 （2）	重度可能 （3）
坐着阅读时				
看电视时				
在公共场合坐着不动时（开会）				
长时间（超1小时）坐车中途不休息				
坐着与人谈话时				
饭后休息时（未饮酒）				
开车等红绿灯时				
下午静卧休息时				
总评分				

资料来源：赵忠新、叶京英主编《睡眠医学（第2版）》，人民卫生出版社2022年版。

量表的解读：对于量表总评分多少分算是异常的嗜睡，不同的专家和机构有不同的判断，但赵忠新与叶京英主编的《睡眠医学（第 2 版）》和哈佛大学医学院均认为量表总评分 0 ～ 10 分为正常，超过 10 分则属于异常的嗜睡。

二、白天犯困的成年人分类与应对策略

1. 每晚睡眠时间不足 7 小时者

　　考虑到嗜睡量表为主观评分，以及某些因工作、生活、娱乐而人为缩短自己的睡眠时间的人倾向于低估自己的嗜睡程度，每晚睡眠时间不足 7 小时者嗜睡量表的总评分只要大于 0 分就应怀疑可能为睡眠不足，如果大于 5 分就应高度怀疑为睡眠不足，建议考虑将每晚睡眠时间增加到 7 小时。如果经基因测试为天生短睡眠者，则嗜睡量表的总评分为 1 ～ 5 分也可维持现状。

2. 每晚睡眠时间为 7 ～ 10 小时者

　　如果你习惯每晚睡 7 ～ 10 小时，嗜睡量表的总评分为 1 ～ 10 分，那么这是正常的。睡眠良好的人也可能偶尔打瞌睡，一般来说，你不需要改变现在的睡眠习惯。

　　如果你每晚睡眠时长在 7 小时以上但未达到 10 小时，嗜睡量表的总评分大于 10 分，那这可能代表你的睡眠时长还不够，也可能是其他原因如某些疾病导致白天嗜睡。前文已经说过，对于成年人每晚的合理睡眠时长上限具有较大争议。人们可以对自

己进行简易测试，以判断适合自己的睡眠时长。例如，过去几个月，每晚睡眠时长一般为 7 小时，而嗜睡量表的总评分大于 10 分。那么先尝试在一段时间里每晚睡 8 小时，看嗜睡量表的总评分是否下降（10 分或以下）。如果每晚睡 8 小时，嗜睡量表的总评分下降到 10 分或以下，那就应该长期坚持每晚睡 8 小时。如果每晚睡 8 小时，嗜睡量表的总评分比睡 7 小时低，但嗜睡量表的总评分仍在 11 分或以上，可再尝试在一段时间里每晚睡 9 小时。以此类推，尽量达到嗜睡量表的总评分降为 10 分或以下的状态。

如果在自我测试中睡眠时间延长了，但嗜睡量表的总评分并未下降且一直大于 10 分，那说明打瞌睡不是睡眠不足的问题，建议就医。如果睡眠时长延长到 10 小时，嗜睡量表的总评分虽然下降了，但仍然大于 10 分，那说明可能存在睡眠时长之外的问题，建议就医咨询。

3. 长睡眠者

长睡眠者（long sleeper）是指健康成年人持续性在每天 24 小时内总睡眠时间超过 10 小时，儿童或青少年 24 小时内的睡眠时间较同龄者增多超过 2 小时，而睡眠生理、睡眠结构和睡眠效率均无异常。

从普通人的角度来看，如果一个成年人长期习惯每晚睡眠时间超过 10 小时，白天无瞌睡（嗜睡量表总评分为 0 ~ 10 分），而一旦睡眠时长短于自己习惯的睡眠时长，就会出现嗜睡，则这样的人可能是长睡眠者。《睡眠障碍国际分类（第 3 版）》对于长睡眠者的诊断标准如下：

（1）成年人每天睡眠时间超过 10 小时，儿童睡眠时间超过同龄正常人群 2 小时以上。如果不能获得足够的睡眠时间，白天会出现困倦。

（2）长睡眠模式从儿童期开始。

（3）需要排除其他类型睡眠障碍、内科和神经系统疾病、精神障碍、服药或药物滥用等因素导致的睡眠时长增加。

目前，尚未有研究证明天生长睡眠者坚持长睡眠模式有任何不利于健康的影响。因此，如果条件允许，长睡眠者最好坚持长睡眠模式，一般不用进行任何治疗。但关于一个人是不是真正的长睡眠者则需要医生来判定。

4．其他人

除了天生的长睡眠者，其他成年人如果长期每晚睡眠时间超过 10 小时，无论白天是否明显犯困，都有可能是由其他类型睡眠障碍（包括特发性睡眠过度和发作性睡病等）、内科和神经系统疾病、精神障碍、服药或药物滥用引起的，建议咨询医生。

如果是由其他疾病引起的每晚睡眠时间超过 10 小时的情况，应积极治疗相关疾病；如果是由治疗其他疾病的药物引起的，则可咨询医生能否换药；如果是由药物滥用引起的，则应停止滥用药物。

5. 白天犯困的中小学生

在我国，中小学生白天明显瞌睡（嗜睡量表的总评分大于 10 分）绝大多数是由睡眠不足造成的。教育部要求，小学生每天睡眠时间应达到 10 小时，初中生应达到 9 小时，高中生应达到 8 小时。但每名中小学生需要的睡眠时间是不同的。如果中小学生的睡眠时间达到了教育部的最低要求，但白天仍然明显瞌睡，则可以考虑增加睡眠时间；最长睡眠时间可参考美国疾病控制与预防中心、妙佑医疗国际等机构的建议，即 6～12 岁每天最长睡眠时间为 12 小时，13～18 岁每天最长睡眠时间为 10 小时。

如果每天实际睡眠时间已经达到了推荐的上限，中小学生白天仍然明显瞌睡，则可去医院咨询专科医生。

6. 白天犯困的老年人

多数老年人已经退休，不像中青年和儿童那样常常因工作或学业而睡眠不足，晚上一般有充足的睡眠时间。老年人如果白天出现明显瞌睡，往往是由各种病理因素造成的。对于病理因素导致的睡眠不佳，老年人应积极治疗。相信老年人只需要较少的睡眠和相信老年人只需要较少的牙齿一样可笑。如果一个人一直注意牙齿保健，到了晚年其牙齿质量依然可以保持较高水平。同样地，如果一个人一直注重睡眠健康，则到了晚年依然可以有相对较高的睡眠质量。

7．成年人"秒睡"是不健康的表现

生活中人们会发现某些人入睡特别快，并夸张地将这种现象称作"秒睡"。有些人误以为成年人"秒睡"是睡眠好的一个表现，但事实上恰好相反，成年人"秒睡"是不健康的表现。入睡所需时间即从躺在床上准备要睡觉到真正睡着的时间，用一个专业术语来说，即睡眠潜伏期（sleep latency）。正常的睡眠潜伏期为 10 ~ 30 分钟。如果睡眠潜伏期过短，则很可能是之前的晚上睡眠不足或者某些睡眠障碍所致。如果晚上睡眠时间一直充足而睡眠潜伏期依然很短，那很可能是睡眠障碍所致，建议就医咨询。

8．日间过度嗜睡的原因综述

日间过度嗜睡（excessive daytime sleepiness，EDS）本身并不是疾病，而是各种不同睡眠问题的表现。引起日间过度嗜睡的最常见原因就是睡眠不足。本节主要讲述睡眠不足引起的日间过度嗜睡。引起日间过度嗜睡的其他常见原因还有阻塞性睡眠呼吸暂停综合征和发作性睡病等。关于阻塞性睡眠呼吸暂停综合征和发作性睡病的内容，笔者将在后面的章节讲述。

第五节　晚上几点入睡最合适

关于"几点入睡最合适"这个问题，答案因人而异，人们要考虑的因素包括自身的理想睡眠时长（主要决定因素是年龄）、第二天理想的起床时间、为了达到何种特定的健康效果等。本节主要讨论对多数人来说"晚上几点入睡最合适"这个问题，但要注意这个时间并不一定适合所有人。

一、预防认知障碍

复旦大学附属华山医院神经内科郁金泰教授携手青岛大学青岛市立医院神经内科谭兰教授团队，历时 3 年，在近千人的大型临床队列研究中发现：白天经常犯困、夜间睡眠不足或睡眠过多均可增加认知障碍发生的风险，而每晚睡眠 6～7 小时可降低认知障碍发生的风险，每晚 10 点入睡效果最好。如果夜间睡眠时间少于 4 小时或超过 10 小时，则认知障碍发生的风险将会显著升高。相关研究结果于 2020 年 7 月以 "Sleep Characteristics and Cerebrospinal Fluid Biomarkers of Alzheimer's Disease Pathology in Cognitively Intact Older Adults：The CABLE Study" 为题发表在 *Alzheimer's & Dementia* 杂志上。

二、预防心血管疾病

2021 年 11 月发表在欧洲心脏病学会（European Society of Cardiology，ESC）旗下期刊 *European Heart Journal-Digital Health* 上的一篇题为"Accelerometer-derived Sleep Onset Timing and Cardiovascular Disease Incidence：A UK Biobank Cohort Study"的研究论文中，由英国牛津大学和埃克塞特大学领导的研究团队发现了预防心血管疾病的最佳入睡时间，即在 22 点至 23 点开始睡觉，患心脏病的风险最低。

2021 年 10 月发表在 *Nature Communications* 上的一篇题为"Compensatory Ion Transport Buffers Daily Protein Rhythms to Regulate Osmotic Balance and Cellular Physiology"的研究论文中，来自英国剑桥大学的研究团队得出了与牛津大学团队相同的结论，即睡眠开始时间在 22 点至 23 点的人心血管疾病发病率最低。

三、倒推睡眠开始时间

对于需要按固定时间上学、上班的人，实际上往往需要先设定起床时间，然后再按照理想睡眠时长倒推晚上的入睡时间。例如，一个需要在 6 点起床的小学生，如前文所述，晚上需要睡 10 ～ 12 小时（教育部要求小学生每天至少睡 10 小时），再考虑多数学生家庭的实际情况，晚上 8 点至 9 点睡觉是比较合适的。这与教育部要求的小学生就寝时间一般不晚于 21：20 是一致的。

第六节　睡眠－觉醒时相延迟障碍

按照《国际疾病分类第十一次修订本》的描述，睡眠－觉醒时相延迟障碍（delayed sleep-wake phase disorder，DSWPD）（简称"睡眠时相延迟"）是一种反复出现的睡眠－觉醒时间表紊乱模式，其特征是与传统或期望的睡眠时间相比，主要睡眠时间持续延迟。这种紊乱会导致晚上难以在合适的时间入睡，早晨难以在合适的时间醒来。当晚睡晚起被允许时，睡眠质量和睡眠时长基本上是正常的。症状通常持续至少几个月，并导致严重的压力或者精神、身体、社会、职业或学业等方面的障碍。

目前尚不清楚睡眠－觉醒时相延迟障碍的准确患病率。按照国外的报道，青少年中睡眠时相延迟较为常见，青少年患病率为7%～16%，一般人群患病率约为0.17%，慢性失眠患者中的睡眠时相延迟患病率约为10%。

一、易感和诱发因素

（1）遗传因素。与昼夜节律调控有关的基因被称为时钟基因，其多态性与睡眠时相延迟有关。据国外报道，大约40%的睡眠时相延迟患者具有患此病的家族史。

（2）环境因素。早晨接受日光照射不足或者深夜接受过多的光线照射均可引起睡眠时相延迟。

（3）个体因素。工作和社会活动的变化、跨时区的旅行、值夜班等，如果不能适应这些变化，则可诱发睡眠时相延迟。摄入过多的咖啡因或其他兴奋剂也可能造成睡眠时相延迟。持续到深夜的各种让你清醒的活动常常造成睡眠时相延迟。多种精神疾病也可能伴有睡眠时相延迟。

二、诊断标准

参考《睡眠障碍国际分类（第3版）》的诊断标准，必须同时符合以下5项标准才可以认定为睡眠障碍。

（1）主睡眠时段相对于期待或需要的睡眠－觉醒时间显著延迟；经本人或照料者证实，在期待或需要睡眠的时间内难以入睡和难以保持清醒。

（2）症状持续大于等于3个月。

（3）如果患者能够按照个人意愿安排作息时间，则睡眠质量、睡眠时长与年龄匹配，但是24小时睡眠－觉醒模式仍然呈现时相延迟。

（4）记录至少7天（最好14天）的睡眠日记，尽可能同时进行体动记录仪监测，提示习惯睡眠时段延迟。监测时间应连续，包括工作日及休息日。

（5）睡眠障碍不能以其他现存睡眠疾病、内科或神经系统疾病、精神疾病、药物或其他物质应用进行更好的解释。

三、特征

（1）睡眠－觉醒时相延迟障碍患者相对于常规或者社会接受的作息时间，习惯性地延迟入睡时间，通常延迟时间超过 2 小时。

（2）当患者为了早晨上班或上学早起，同时晚上又有足够的睡眠时间，晚上需要按照社会常规的时间入睡时（对他/她而言是早睡），往往很难在这个常规的时间里睡着（难以早睡）。

（3）每天入睡的时间基本相同，工作日或学习日在睡眠不足的情况下被迫起床，休息日起床时间较晚。

四、治疗

如果患者是成年人，且可以找到与自己的睡眠－觉醒周期匹配的工作，则可以不做治疗。对于需要通过治疗调整睡眠时间的患者，可以采取以下治疗措施。

（1）改善睡眠习惯。具体措施包括临睡前（越早越好）避免摄入咖啡因，避免使用手机、电脑、电视等电子产品，下午 4 点后避免饮酒、吸烟，以及仅在卧室睡觉。

（2）逐步调整睡眠时间。理论上逐渐将入睡时间提前似乎更容易，但实际上患者很难做到，逐渐推后入睡时间，直到与理想的入睡时间一致才是医学界推荐的做法。至于逐渐推后的速度，学界有不同建议。赵忠新与叶京英主编的《睡眠医学（第 2 版）》建议，患者首次推迟 3 小时上床和起床，之后每 2～5 天再向后推迟 3 小时上床和起床，直到获得理想的睡眠时间表。妙佑医疗国际的建议是，每 6 天推迟入睡时间 1～2.5 小时，直到实现想要的就寝时间为止。确定睡眠时间表后，应该努力保持。妙佑医疗国际建议的推进速度比《睡眠医学（第 2 版）》的建议慢了很多。至于患者应采用哪种速度，建议患者根据自己身体的实际情况和可以用来调整的时间而定，而不一定要完全按照这两种速度中的任何一种。如果时间充足，妙佑医疗国际的慢速版建议可能更稳妥。

（3）光照疗法。研究表明，早晨接受光照可使睡眠时相前移，晚上接受光照则可使睡眠时相后移。光照疗法的效果与光照强度和光照时间有关。一般来说，室外光线的光照强度远高于室内光线，因此，如无特殊情况，早晨早起后在户外边晨练边接受阳光照射是最佳的选择，每天早晨接受阳光照射的时间以 2 小时为宜。当然，现实中很多人早晨无法抽出 2 小时在户外晒太阳，那么人们可以采取以下办法。

第一，如果学校或单位距离住处不是非常远，在身体条件允许的情况下可以选择步行或骑自行车上学或上班，这样可以在路上自然接受阳光照射。

第二，如果必须开车上班，可以打开车窗，这样直接接受阳光照射。

第三，早上在室内上课或上班时，如果可以的话，坐到临窗的位置。

如果总是遇到阴天或者不想过度接受紫外线照射以免损伤皮肤，也可早晨在室内接受光照强度为 2500 lx 的灯箱的照射。如果使用灯箱不方便，也可以考虑使用光疗眼镜。根据河北医科大学方鹏洪的研究，佩戴蓝光光疗眼镜（波长 470 nm）对于睡眠－觉醒时相延迟障碍患者有明显的疗效。

进行光照疗法要注意下午 4 点以后尽量远离阳光，晚上尽量避免各种较强的人工光线，尤其注意避免蓝光，必要时晚上也可以佩戴墨镜。

（4）褪黑素治疗。傍晚服用褪黑素可以帮助调整昼夜节律，让睡眠时相提前。褪黑素的服用时间和剂量请遵医嘱。

第七节　上夜班致癌吗

一、专业术语的翻译与定义

上夜班是世界各国职场中的常见现象，但关于上夜班对健康影响的高水平学术研究成果主要是以英文发表的，因此，人们可以了解一下相关的英文概念。

shift work 原意是指不同工人分班组在白天和黑夜轮流做同一种工作的制度，医学中文领域里很多时候按字面意思简单地将其翻译为倒班。但在当代医学领域，shift work 的准确含义是指常规的白天工作时间之外的工作，包括晚班（evening shifts）、夜班（night shifts）、早班（early morning shifts）、轮班（rotating shifts）、间隔班（split shifts）、夜间听班（on-call overnight duty）和长时间夜间轮班工作。例如，一个只做夜宵的餐饮店，该餐饮店的所有工作者都只在夜间工作，白天休息，按 shift work 的字面意思，这样的夜间工作不属于 shift work。但实际上无论是法律定义还是学术研究，他们做的在英语国家都是 shift work。由于医学英语定义的早班（early morning shifts）的时间至少包含了汉语的后半夜的一部分，而不是纯粹的天亮后的早晨，因此，各种 shift work 的概念都包含了一部分或全部汉语的夜间的工作。按汉语的一般习惯把 shift work 翻译为"夜班"是没问题的，而且比"倒班"这种翻译更符合汉语表达的一般习惯。至于 shift work（夜班）的具体时间定义，各个国家、各个组织的定义各不相同。我国法律对夜班的时间定义可参见 1989 年 1 月 20 日劳动部印发的《〈女职工劳动保护规定〉问题解答》（劳安字〔1989〕1 号）。按照该解答，夜班劳动系指在当日 22 点至次日 6 点期间从事劳动或工作。按照美国疾病控制与预防中心采纳的定义，当日 18 点至次日 7 点之间的工作都是 shift work，其中包含了早班（early morning shifts）。《睡眠障碍国际分类（第 3 版）》定义的早班是早上 4 点至 7 点的工作。

　　night shift work 是 shift work 的一种，在癌症研究领域关注较多的是研究 night shift work 与癌症的关系。在癌症研究领域，世界卫生组织下属的国际癌症研究机构在其 night shift work 报告中未对 night shift work 做统一的时间定义，但在其报告的"病例对照研究（case-control studies）"部分的多数研究中，night shift work 是指在当日 23 点至次日 6 点之间至少工作 3 小时。隶属美国卫生及公共服务部的国家毒理学计划（National Toxicology Program，NTP）将

night shift work 定义为在 0 点至 5 点之间至少工作 3 小时。

二、上夜班与癌症的关系

世界卫生组织下属的国际癌症研究机构认为，有限的证据（尚不充分）表明，上夜班（night shift work）为 2A 类致癌因素，上夜班很可能（probably）与人类的乳腺癌、前列腺癌、结肠癌、直肠癌发病有关。

隶属美国卫生及公共服务部的国家毒理学计划官网上最新的结论是，女性持续上夜班可引起乳腺癌是高度可信（high confidence）的，男性持续上夜班可能（may）引起前列腺癌。

三、如何解读

世界卫生组织下属的国际癌症研究机构把物质的致癌性分为 4 类：1 类，对人致癌性证据充分。2 类：2A 类对人致癌性证据有限，但对动物致癌性证据充分；2B 类对人致癌性证据有限，对动物致癌性证据也不充分。3 类，对人可能是非致癌物。

国际癌症研究机构致癌物分类代表的是物质或因素致癌性科学证据是否充足，而不是引发癌症的概率大小。人是否患癌是由外部因素和内部因素共同作用决定的，致癌物仅代表了外部致癌因素。大家熟悉的香烟（包括二手烟）和酒精（包括任何含酒精的饮料）都是 1 类致癌物，这表示它们的致癌性证据充分，而不是代表抽一口烟或者喝一口酒就会患癌。至于 2A 类致癌物则表示该类物质对人致癌性证据有限，但对动物致癌性证据充分。

未来随着研究的深入，某些 2A 类致癌物也许会升级为 1 类致癌物。

隶属美国卫生及公共服务部的国家毒理学计划的致癌物分类方法与世界卫生组织下属的国际癌症研究机构的致癌物分类方法有些类似，但又不完全相同，但从分类原理上看都是根据证据是否充分进行分类而非根据引发癌症的概率分类。美国国家毒理学计划最新的评估认为，持续上夜班导致女性罹患乳腺癌已经是高度可信了。普通人要小心持续上夜班的致癌性，但不必过度恐慌。

四、什么样的人更容易因夜班患癌

参考世界卫生组织下属的国际癌症研究机构和隶属美国卫生及公共服务部的国家毒理学计划的相关研究，人们可以认为，具有下列因素的夜间工作者患癌风险更大：

（1）0 点至 5 点之间至少工作 3 小时。

（2）每周上夜班 3 天以上。

（3）上夜班 10 年以上。

（4）成年后从较年轻时就开始上夜班（如 30 岁前开始上夜班）。

以下因素也可能造成夜间工作者患癌风险提升：

（1）职场压力或社会压力较大。

（2）有不良生活习惯（如抽烟、过度饮酒、身体锻炼不足）。

（3）营养不良、肥胖、超重。

（4）晒太阳太少和维生素 D 摄入不足。

五、上夜班还可能引发哪些疾病

除了癌症，上夜班还可能引发 2 型糖尿病、心脏病、中风、代谢紊乱等。夜间工作者的生殖系统也可能更容易出问题，如月经周期不规律、流产和早产。同时夜间工作者可能会出现一些消化问题和心理问题，如肠胃不适、压力和抑郁等。此外，与上夜班有关的疲劳可能导致交通事故、生产事故、自伤事故等。

当然上夜班最容易导致的还是夜班工作睡眠障碍（shift work sleep disorder），国内医学界一般将其翻译为"倒班工作睡眠障碍"。笔者在下一节将论述倒班（夜班）工作睡眠障碍。

第八节　倒班（夜班）工作睡眠障碍

一、翻译与定义

国内医学界一般将 shift work sleep disorder 翻译为"倒班工作睡眠障碍"，但在上一节笔者已经解释了，将 shift work 翻译为"夜班"而不是"倒班"更符合汉语的一般习惯，因此，将 shift work sleep disorder 翻译为"夜班工作睡眠障碍"更贴切。但考虑到国内医学界主流的习惯，本书把 shift work sleep disorder 翻译为"倒班（夜班）工作睡眠障碍"。

倒班（夜班）工作睡眠障碍的特点是以失眠或嗜睡为主要

症状，多发生于工作时间占用常规睡眠时间时（至少有一部分时间重叠）。

二、诊断

做出该诊断必须符合以下 4 项：

（1）失眠和（或）嗜睡，伴总睡眠时间减少，与工作日程经常性占用常规睡眠时间有关。

（2）症状至少存在 3 个月，与倒班（夜班）工作日程有关。

（3）至少 14 天（工作日和休息日）的睡眠日志和体动记录仪监测（可能的话最好同步进行曝光量测量）提示睡眠 - 清醒模式紊乱。

（4）睡眠 - 清醒模式紊乱不能以其他现存睡眠疾病、内科或神经系统疾病、精神疾病、药物使用、睡眠卫生不良或物质应用进行更好的解释。

上夜班的人很多，但不是每个上夜班的人都会得倒班（夜班）工作睡眠障碍。发达国家统计数据显示，倒班（夜班）工作者中有 10% ～ 38% 患有倒班（夜班）工作睡眠障碍。国内尚缺乏关于倒班（夜班）工作睡眠障碍发病率的报道。

三、倒班（夜班）工作睡眠障碍的治疗

人们适应夜班工作需要让身体习惯在非常规时间睡觉，可以通过强光与避光疗法、药物治疗、膳食补充剂（如褪黑素）、工作和生活方式的改变来减少倒班（夜班）工作睡眠障碍的症状。

1. 强光与避光疗法

光是昼夜节律的重要驱动因素，暴露在强光下可以让人保持清醒、提高警觉性，同时抑制睡眠激素即褪黑素的释放，延迟让人开始感到困倦的时间，在特定的时间暴露在光线下有利于改善睡眠。

上夜班时开灯或者上夜班前用强光照射自己可能会让人感觉更清醒。当需要改变昼夜节律时，早晨使用强光疗法有助于醒得早，傍晚使用强光疗法可以让人更加清醒，帮助适应即将到来的夜班。

当天亮后结束夜班准备回家睡觉时，戴上墨镜可避免阳光造成的白天警觉性的提高。光线会影响人的睡眠，哪怕眼睛是闭着的，所以睡觉时使用深色遮光窗帘或者戴眼罩是个好主意。

2. 药物治疗

药物不能代替睡眠，不能彻底解决倒班（夜班）工作睡眠障碍问题，但药物有助于控制失眠或困倦。使用药物前一定要咨询医生。

（1）促醒药。美国食品药品监督管理局（Food and Drug Administration，FDA）已经批准将两种药物用于治疗倒班（夜班）工作睡眠障碍造成的困倦，这两种药物分别为莫达非尼和阿莫达非尼。上班前 1 小时服用这些药物有助于提高人的警觉性，减轻上夜班时的嗜睡感觉。这两种药物也受到了《睡眠医学（第 2

版)》的推荐。但要记住，促进清醒的药物不是神药，夜里吃了促醒药也可能无法让警觉性达到正常人白天的警觉水平。因此，在夜里即便吃了促醒药，开车或做危险的工作时仍然要格外小心。另外，在我国莫达非尼和阿莫达非尼都属于受管制的精神药品，必须严格遵医嘱用药，而且要仔细阅读药品说明书以了解相关副作用。

（2）催眠药。处方类催眠药如三唑仑、唑吡坦、佐匹克隆、右佐匹克隆等，可以用来帮助倒班（夜班）工作者入睡。离上夜班的时间很近时不要服用催眠药，如果昏昏欲睡的状态没有及时消失，则可能会增加发生事故的风险。催眠药可能会加重人现有的睡眠障碍，而且可能让人产生药物依赖性，上述提及的几种催眠药也属于受管制的精神药品，因此，服药前一定要仔细咨询医生。

3. 褪黑素

褪黑素是一种促进睡眠的激素，人体通常在晚上产生褪黑素。当需要值夜班时，你可能需要在白天睡觉，因此，在睡前30分钟至1小时服用褪黑素有助于你在白天的睡眠。尽管服用褪黑素的风险很低，但服用前最好还是咨询医生。

4. 工作和生活方式的改变

如果上夜班给你带来了任何的身心不适，那么不管这种不适是否达到了患倒班（夜班）工作睡眠障碍的程度，你都可以通过改变工作和生活方式来缓解这种不适。具体方法参见下一节内容。

第九节　上夜班者如何调理身体

对于必须上夜班的人，上夜班前必须做好充足的准备，夜班期间要做好各种措施来保持清醒。

一、夜间工作者的睡眠技巧

保持规律睡眠是夜班工作者保证睡眠质量的关键。如果你的工作时间都属于夜班，例如，每天下午5点起床，次日下夜班回家后早上9点睡觉，那么你应该尽量保持这种规律的睡眠习惯，哪怕休息日也是如此。当然这很难实现，但你还是要尽量让你的伴侣、孩子、室友明白规律的睡眠对你很重要，并让他们配合你，不打扰你的睡眠。

改善你的睡眠环境，让你的卧室保持凉爽、黑暗和安静。窗户上可以考虑安装深色加厚全遮光窗帘，如果没有，那么白天睡觉时最好戴上眼罩。房间安装隔声效果好的门和窗，如果暂时做不到，白天睡觉时噪声又大，那就戴上耳塞或者使用白噪声机器。

如果条件允许，白天睡觉时尽量将手机关机。如果因为工作或者其他原因不能关机，那么上床之后也尽量不要主动查看手机。

有些夜班工作者下班之后立刻就睡，一次睡够；有些先做其他事情，过几个小时再睡，也是一次睡够，这样让自己醒来的时间比较接近下次夜班的时间；还有些下夜班后先小睡几个小时，然后吃饭或者做其他事情，之后再小睡一次，把白天睡眠分成两段。每个夜班工作者都可以根据自己的睡眠习惯或者生活需要选择适合自己的睡眠方式。

睡觉前，洗热水澡、冥想或进行其他让人放松的活动。睡前饮酒会导致睡眠中断，应避免在睡前 3 小时内饮酒。虽然酒精有镇静作用，但当你的身体分解酒精时，你可能会频繁地醒来，导致睡眠碎片化，很难顺利进入深度睡眠。一些夜班工作者在白天服用褪黑素以帮助睡眠，但在服用褪黑素之前，应该咨询医生，使用褪黑素不当也可能会损害健康。

如果你下夜班后是在一个新的环境中睡觉，那么试着让它尽可能舒适一些。如果方便的话，可以考虑从家里带上你最喜欢的枕头、睡衣、拖鞋等，让你的新环境尽可能地舒适，尽可能地有利于你的睡眠。

找到适合你的夜班后，在睡眠规律上需要多做一些尝试。关键是每 24 小时要有足够的睡眠时间。一般建议 18 ～ 64 岁的大多数成年人每天睡 7 ～ 9 小时，65 岁及以上的老年人每天睡 7 ～ 8 小时。有些成年人可以稍微少睡一会儿，或者稍微多睡一会儿，但一般不建议每天睡眠时间少于 5 小时或超过 11 小时。也就是说，规律的夜班工作者每天需要的睡眠时长和正常的白天工作者是一样的。

二、夜班工作的小技巧

当你处于夜班工作期间，保持清醒的手段可能包括：

（1）摄入适量咖啡因。咖啡因，化学式为 $C_8H_{10}N_4O_2$，是一种黄嘌呤生物碱化合物，也是一种中枢神经兴奋剂，能够暂时地驱走睡意并恢复精力。建议你在上夜班时喝咖啡、浓茶或其他含咖啡因的饮料。每隔 $1\sim2$ 小时摄入适量的咖啡因，比一次摄入大量的咖啡因更加有效，但应该避免在睡觉前 $3\sim4$ 小时摄入咖啡因。

（2）运动起来。如果你的夜班工作环境允许，那么你在夜班期间可以适当运动一下。即使是少量的运动也能让你更加清醒，更加有活力，有助于提升夜班的工作质量。

（3）小睡一会儿。如果你的工作性质允许，你也可以在夜班中的休息时段打个盹。小睡 $15\sim20$ 分钟是比较理想的，因为小睡太久会进入深度睡眠，而从深度睡眠中突然被叫醒会使你感到昏昏沉沉。

（4）喝咖啡后小睡。上夜班期间，当你感觉非常困倦时，喝杯咖啡（或其他含咖啡因的饮料），然后立即小睡 $15\sim20$ 分钟。当你从小睡中醒来时，咖啡因刚好起效，可以让你在接下来的几个小时里保持清醒。

（5）下班后小睡一会儿。交通事故与夜班工作密切相关，如果你下夜班时感觉非常困倦，而你又必须驾驶交通工具下班回家，条件允许的话可以在工作单位先小睡一会儿，或者在自己的汽车里小睡一会儿，然后再驾车回家。

三、轮班制

固定的夜班工作给劳动者的睡眠带来了很大的挑战，而轮班制则会给劳动者的睡眠带来另一种挑战。轮班制工作者应通过调整睡眠时间来为换班做好准备。如果你的白班和夜班轮换周期较长，可能的话，你应该在开始上夜班的前几天，把你的睡觉时间逐渐推迟1～2小时。这将有助于你得到足够的休息，避免突然的变化。

四、注意营养

许多夜班工作者饮食不健康，而且就餐时间不规律，胃病在夜班工作者中很常见。定时进餐对你的身体很重要，每天应尽量按固定时间吃三顿正餐。睡前3小时内不要吃一天中分量最大的一顿饭，并应该避免在睡前3小时内饮酒。避免吃太多的零食和快餐，而是尽可能吃营养均衡的低脂肪食物，如水果、蔬菜和谷类食品等。

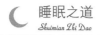
第十节 "夜猫子"一定要改掉熬夜的习惯吗

一、什么是熬夜

熬夜伤身是众所周知的事情。那什么是熬夜呢？严格来说，熬夜是个俗语而非科学概念，对于什么是熬夜，不同的人有不同的理解。按照《辞海（第7版）》的解释，熬夜是指通夜或深夜不睡觉。

按熬夜后是否充分补觉，长期熬夜可分两种：一种是熬夜到很晚，然后睡觉到天亮，天亮后即起床继续白天的工作与生活，每晚都睡眠不足；另一种是熬夜到夜深，然后睡到日上三竿甚至中午或下午，睡眠时间看起来是充足的。

按照学术界的主流观点，前一种熬夜对身体的损害主要是由睡眠不足造成的，因为人们需要充足的睡眠时间。第二种熬夜者的睡眠时间是充足的，那么这种熬夜对所有人来说都很伤身吗？这种熬夜习惯需要改掉吗？

对于第二种熬夜，这个问题看似简单，但在西方其实是有很大争议的。很多西方人包括很多西方的科普作家相信不少人是天生"夜猫子"，对于天生"夜猫子"，如果白天有充足的睡眠时间，顺其自然即可，没必要坚持早睡早起，天生"夜猫子"想改掉熬夜的习惯也很难。

二、睡眠类型的基本概念

如果没有工作单位或学校等机构要求我们必须几点上班、上学，那么每个人偏好的睡觉时间和起床时间都会是不同的。睡眠类型就是根据个体偏好的睡觉时间和起床时间的不同，把人分成不同的类型。

对于不同的睡眠类型是如何形成的以及能否改变，学术界仍存在争议。如果你查阅西方人写的睡眠科普图书或睡眠科普文章，就可以发现，西方很多专家认为人的睡眠类型大多是天生的，很难或者不能改变。睡眠类型与遗传因素有关。例如，2019年刊登在 *Nature Communications* 的研究论文 "Genome-wide Association Analyses of Chronotype in 697,828 Individuals Provides Insights into Circadian Rhythms" 指出，目前已发现 351 个基因位点（genetic loci）与天生早起者（morning person）有关。

人类为什么会进化出不同的睡眠类型？关于这个问题的一个合理的解释是，早期的人类过着群居的生活，夜间需要一部分人为其他人站岗放哨，以免人群受到毒蛇猛兽等危险因素的伤害，以提高族群的存活率。经过长期的进化，人类就形成了不同的睡眠类型，大家夜里可以轮流睡觉，轮流站岗放哨，以提高族群的存活率。

三、睡眠类型对健康的影响

不同的睡眠类型对健康有着复杂的影响。很显然，"夜猫

子"更适应夜班工作，"夜猫子"患倒班（夜班）工作睡眠障碍
的概率较小。那么"夜猫子"会不会因为更适应夜间活动，因
夜班患癌的概率也较小，甚至即便上夜班也不会增加患癌的概率
呢？美国国家毒理学计划与世界卫生组织下属的国际癌症研究机
构均认为，现有的多项研究在这个问题上的结论是相互矛盾的：
有些研究结论认为，天生晚起者（即"夜猫子"）因夜班致癌的
概率较低，但也有研究表明，睡眠类型与夜班致癌的概率无关。
即便在上夜班的人群中，"夜猫子"的患癌概率相对较低，但和
不上夜班的人相比，"夜猫子"经常上夜班后的患癌概率还是增
加了。2020 年，美国哥伦比亚大学 Nour Makarem 团队发表的一
项针对美国女性的研究论文 "Evening Chronotype is Associated
with Poor Cardiovascular Health and Adverse Health Behaviors in a
Diverse Population of Women" 指出，"夜猫子"女性的心血管健
康水平相对较差。总体来看，除了在上夜班方面"夜猫子"有
些优势，在其他方面如健康水平，"夜猫子"可能相对较弱。

四、睡眠类型能改变吗

睡眠类型很大程度上是由遗传决定的，因此，很多西方的科
普作家认为，睡眠类型很难甚至无法改变。如果睡眠类型无法改
变，那么无数需要早起上学上班的"夜猫子"将注定是痛苦的。
"睡眠类型无法改变"这种观点过于悲观，很多学者并不赞同这
种观点。例如，上文提到的 2019 年 *Nature Communications* 上发表
的文章 "Genome-wide Association Analyses of Chronotype in 697,828

Individuals Provides Insights into Circadian Rhythms"就指出，光照水平在很大程度上能影响睡眠类型。

按照不少医学专家的说法，天生的"夜猫子"如果能找到适合自身睡眠模式的工作、生活、学习方式，那么可以保持自己的熬夜习惯。如果找不到这样的工作、生活、学习方式，那就可能产生种种的不适，这种不适达到一定程度，就是本章第六节所讲的睡眠－觉醒时相延迟障碍。在某种意义上，第六节所述的睡眠－觉醒时相延迟障碍的治疗方案就是改变"夜猫子"的睡眠类型的方案。

五、笔者的建议

尽管很多医学专家建议"夜猫子"若能找到适合自身睡眠模式的工作、生活、学习方式，就可以保持自己的熬夜习惯，不做任何改变，但是根据现有的研究，"夜猫子"如果一直熬夜，即便白天补觉，整体健康水平仍低于正常早睡早起的人。另外，虽然有很多专家认为"夜猫子"在很大程度上是天生的，但是对与"夜猫子"相关的遗传机制科学界并未完全研究清楚。临床上判定一个人的睡眠类型主要依靠清晨型/夜晚型问卷（Morningness Eveningness Questionnaire，MEQ）等个人主观打分的问卷而不是客观的基因测试。这种问卷测出来的"夜猫子"可能相当一部分不是天生的"夜猫子"，而是由后天习惯养成的"夜猫子"。依笔者来看，普通人没必要做这种问卷，"夜猫子"也没必要纠结自己是天生"夜猫子"还是由后天习惯养成的"夜

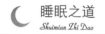

猫子"。

如果有可能，"夜猫子"还是要尽量采用科学的方法改变自己的睡眠习惯，就像肥胖的人为了健康努力减肥一样，即便天生有易胖基因，那也只是意味着减肥更难，而非不能减肥成功。当然，如果睡眠－觉醒时相延迟障碍的各种治疗方案都对你无效，你又可以找到适合自己的工作、生活、学习方式，那也不要勉强自己了，你可能就是天生的"夜猫子"，坦然接受属于天生"夜猫子"的一切吧！

第十一节 小　　睡

一、小睡的好处和技巧

小睡是一种短时间的睡眠，通常发生在白天。对于许多成年人来说，小睡有助于克服日间疲劳。对于中国人来说，小睡往往发生在中午，因此，中文更多使用"午睡"一词。但非中午的小睡也一样存在，"小睡"一词更加严谨。因此，本文主要使用小睡的概念。

是否需要小睡以及小睡有没有好处都是因人而异的。了解小睡有助于你决定是否小睡，而实用的小睡小贴士可以帮助你养成更健康的小睡习惯。

1. 小睡的好处

小睡可以带来很多好处。短暂的小睡可以使人恢复体力，减少白天的疲劳。当晚上睡眠不足时，小睡一会儿可以消除白天的困倦。小睡对于难以获得充足睡眠的夜班工作者特别有益。

白天小睡一会儿可以提升工作效率。小睡还可以改善认知功能，如记忆力、逻辑推理能力、完成复杂任务的能力等。

一些研究发现，小睡也可以提高体能。如果运动员白天小睡片刻，那么他们的耐力和反应速度也会得到改善。

小睡对健康有益。2019 年，瑞士 Nadine Häusler 团队发表的一篇题为 "Association of Napping with Incident Cardiovascular Events in a Prospective Cohort Study" 的论文指出，小睡可降低心血管疾病发作的风险。

小睡可以减轻晚上睡眠不足的影响。例如，一个小规模的试验发现，小睡可以帮助前一晚睡眠不足的人缓解压力并提高免疫力。

此外，小睡也有助于特定人群的健康。例如，一项针对颅内动脉瘤患者的研究发现，有规律的小睡可以降低动脉瘤破裂的风险。

2. 小睡的睡眠周期

整个睡眠周期分为 4 期，不管是晚上睡觉还是白天睡觉都遵循同样的睡眠周期。当睡眠持续数小时之久时，你会经历多个睡眠周期。然而在小睡期间，通常没有足够的时间来经历多个睡眠周期。

事实上，在短暂的小睡中，可能不足以进入睡眠 N3 期，这实际上可以让你更容易从小睡中醒来，并且精神焕发。

长时间的小睡，比如持续 30 分钟以上的小睡可能会导致睡眠者进入深度睡眠，而睡眠不足的人可能会更快地进入深度睡眠。在深度睡眠中被叫醒会让人感觉头脑昏昏沉沉。

3．小睡的小贴士

为了充分享受小睡的好处，重要的是要考虑好小睡应该睡多久、什么时候小睡以及在哪里小睡。这 3 个因素以及一些其他因素，如小睡前设个闹钟，会影响一个人从小睡中醒来后的感觉。

（1）小睡应该睡多久。一般来说，成年人的最佳小睡时间是 20 分钟左右，不超过 30 分钟。睡 20 分钟可以让小睡的人得到短暂的睡眠，以便让大脑更清醒而不进入深度睡眠。从深度睡眠中被唤醒会导致人昏昏欲睡，实际上会加重人的困倦感。

在某些情况下，长达一个半小时的小睡也可能是有益的。这种长时间的小睡可以让身体经历一个完整的睡眠周期，以避免打断深度睡眠。这种长时间的小睡对于急救人员和夜班工作者特别有益，因为他们要尽量避免疲劳。

（2）什么时候小睡。专家通常建议成年人在晚上睡觉前 8 小时或更久之前小睡。对于大多数人来说，这意味着下午 3 点前小睡。白天小睡至太晚可能会导致夜间睡眠问题。

对于一些人来说，午餐后小睡是很自然的，甚至非常有必要。虽然吃午餐可能是午后困倦的原因之一，但午后困倦与昼夜节律也有关系。2009 年，荷兰 Frederik Bes 团队发表的一篇题为"Modeling Napping，Post-Lunch Dip，and Other Variations in Human Sleep Propensity"的论文指出，在一天内人有两个困倦的高峰：第一个困倦高峰是在夜里，第二个困倦高峰是在刚过午后的时间。

（3）在哪里小睡。一个好的睡眠环境应具有凉爽、安静和黑暗的特点，有助于防止不必要的打扰。对于在家工作的人来说，卧室通常是小睡的好地方。在白天小睡时，加上遮光窗帘或使用白噪声机器来阻挡外界干扰会对睡眠有所帮助。在办公室里小睡，耳塞或眼罩等配件可以减少小睡时受到的干扰。如果可能的话，小睡应该在不太可能受到干扰的地方进行。

（4）小睡前设个闹钟。在小睡前，为所需的小睡时间设置一个闹钟，一般 20 分钟左右。闹钟一响就试着起床，然后伸展四肢或四处走动，以摆脱小睡后的困倦。

二、关于小睡的常见问题

1. 小睡有什么缺点

尽管小睡有很多好处，但对某些人来说，小睡也有其缺点。例如，对于老年人来说，白天小睡与夜间频繁醒来这一睡眠问题有关。

小睡也可能会对健康产生其他负面影响。吉林大学杨宇航的研究团队发现，小睡 90 分钟以上与中老年女性的高血压有关，但与男性高血压无关。重庆医科大学附属第一医院的一项研究发现，小睡时间习惯性超过 30 分钟与中国老年人的非酒精性脂肪肝有关。日本东京大学的一项研究发现，每天小睡超过 60 分钟会导致罹患 2 型糖尿病的风险提升。

2. 儿童和成年人小睡有什么区别

儿童和成年人都可能小睡，但他们的小睡习惯通常是不同的。婴幼儿的睡眠时间要比成年人多得多，所以他们白天也可能睡很久，以此作为对晚上睡眠时间不足的补充。婴幼儿每天可以小睡一次或多次，每次的时间范围为 30 分钟到 2 小时，具体取决于他们的年龄，越小的孩子小睡越多。和成年人一样，儿童的小睡环境应该避免噪声、过多的光线或其他干扰。久而久之，随着年龄增长，孩子们逐渐减少小睡时间甚至不再小睡。

3. 外国人小睡吗

笔者听闻一种说法——只有中国人喜欢白天小睡，外国人特别是欧美人几乎都没有小睡习惯。这种说法是不真实的，白天小睡在很多国家都是普遍存在的。2009 年皮尤研究中心（Pew Research Center）所做的一项调查发现，34% 的美国成年人白天有小睡习惯。

4. 养成有效的小睡习惯

养成一个有效的小睡习惯可能需要一些时间。你可能需要尝试不同的小睡开始时间、持续时间和地点。

如果你正在寻找有效的小睡习惯，可以考虑写小睡日记。你可以记录下你在小睡前后的困倦或疲劳程度，以及你在哪里睡、什么时候开始睡、睡了多久。这些记录可以帮助你判断哪种类型的小睡对你最有效。

5. 我应该改变我的小睡习惯吗

只有当你夜间睡眠或白天精力和注意力有问题时，你才需要考虑改变你的小睡习惯。

你目前的小睡习惯可能并不完全符合专家的建议，但这并不一定意味着你的小睡方式是错误的。

如果你的小睡模式能让你在工作和生活中都精力充沛，并且不妨碍你的夜间睡眠，那么你可能并不需要改变你现在的小睡习惯。

如果你原本没有小睡习惯，改变现在的习惯可能也是不必要的。如果你每天都能在没有小睡的情况下很好地工作和生活，那么你可能真的不需要小睡。

6. 什么情况下应该看医生

如果你晚上有充足的时间却很难获得足够的睡眠，并且经常

通过白天小睡来弥补，建议咨询医生。医生会为你做检查，以找
出导致你睡眠不佳的原因，并帮助你改善睡眠质量。

白天过度小睡可能是一种心理疾病的症状，比如焦虑症或抑
郁症。如果你出现下列相关症状，如情绪低落、体重或饮食习惯
改变，以及对平时喜欢的活动缺乏兴趣，建议咨询心理医生。

如果晚上的睡眠正常，白天却突然睡着，那么与小睡不同，
它可能是潜在疾病的征兆，如发作性睡病。如果你发现自己晚上
已有充足睡眠，白天却不分场合经常困乏嗜睡，出现不同程度、
不可抗拒的入睡，请咨询医生。

第十二节 时差障碍

时差障碍是一种常见但短暂的睡眠问题，常在跨越两个以上
时区后出现。时差会让你感觉不舒服，因为你的生物钟突然发生
了变化。时差障碍的症状主要是头痛和失眠。经常跨越几个时区
去旅行的人需要学习如何克服时差。

一、什么是时差障碍

时差障碍是一种昼夜节律性睡眠障碍，具体是指人们在长途
旅行后出现的常见睡眠问题（如失眠）和其他症状。当你乘飞
机跨越两个以上时区时，你身体的"内部时钟"（或昼夜节律）
需要时间来适应新的睡眠和觉醒周期。

二、什么是昼夜节律

昼夜节律是指身体在 24 小时内遵循的循环规律。昼夜节律告诉你什么时候该睡觉、什么时候该起床。它还影响其他几个生理过程，如激素、消化、体温等。

你的身体在大脑的引导下，自然地设定这些节律。但外界因素（如光线）也会影响这些节律。例如，当光线进入你的眼睛时，细胞会向你的大脑发送信息，告诉它可以停止生产褪黑素（一种有助于睡眠的激素）。

三、时差障碍是怎么发生的

跨越两个或两个以上的时区会打乱你身体此前所习惯的昼夜节律。

你的身体必须适应环境的变化，但这需要时间。当你的身体逐渐适应新的环境时，在这个适应过程中身体出现的各种不舒服的状况就是时差障碍。

四、时差障碍有多普遍

时差障碍是许多人旅行时遇到的一个常见问题。人们会以不同的方式和程度感受时差障碍。然而，有些人（尤其是儿童）可能没有任何适应问题。

五、方向和距离对时差障碍的影响

医学界普遍认为，向东飞行可能会比向西飞行出现更严重的时差障碍。专家解释，这是因为人的身体更容易适应晚几个小时睡觉而不是提前几个小时睡觉。如果你跨越了至少两个时区，那么时差障碍通常会在旅行后的一两天内出现，而不是下飞机后立刻出现。你跨越的时区越多，症状就可能越严重或持续的时间越长，你可能需要几天时间来适应时差障碍。

六、什么原因导致时差障碍

时差障碍通常发生在跨越两个或两个以上时区的飞行旅途后。时差障碍是由你身体的自然节律与目的地的时间不同步造成的。

坐飞机旅行会使时差障碍更严重，这是因为你身体的移动速度比大脑处理节律变化的速度更快。导致时差障碍的原因如下：

（1）长时间坐在飞机上不运动。

（2）机舱内缺氧和气压下降。

（3）机舱内低湿度环境会让人脱水。

七、时差障碍的症状是什么

你可能会出现一种或多种时差障碍症状：

（1）入睡困难（如失眠症）。

（2）白天嗜睡。

（3）头痛。

（4）注意力难以集中。

（5）极度疲劳。

（6）总体感觉不适。

（7）胃部问题、便秘或腹泻。

（8）情绪变化（如易怒）。

八、时差障碍是什么感觉

时差障碍对每个人的影响不同。总的来说，当你在东西方向上飞行得越远，则可以预料到的时差障碍就越严重。这是因为飞行距离越远，你的身体就需要做出越大的调整。

如果你在旅行中"损失"了几个小时，那你可能很难入睡，因为你的身体要适应一个新的夜间时间表。

相反，如果你在旅行中"增加"了几个小时，那你可能会在白天感到困倦（在家里这个时候你通常是睡着的）。

九、如何诊断时差障碍

大多数经历时差障碍的人只有轻微的症状，一般不用就医，症状通常在几天内自动消失。

如果你感觉自己的身体不能适应新的环境，则可以考虑就医。如果你的睡眠问题没有消失或影响你的生活质量，那医生可能会推荐你做睡眠测试。睡眠测试需要在你睡觉时进行，测试的目的是评估你描述的症状是否由时差障碍引起。

按照《睡眠障碍国际分类（第 3 版）》的严格定义，必须同时符合以下 3 项才可以认定为时差障碍：

（1）有失眠或白天过度嗜睡的主诉，伴随总睡眠时间减少，与跨越至少两个时区相关。

（2）飞行后的一两天内，存在相关日间功能损伤、全身不适或躯体症状（如胃肠道紊乱）。

（3）睡眠障碍不能以其他现存睡眠疾病、内科或神经系统疾病、精神疾病、药物或其他物质应用进行更好的解释。

以上标准是医生诊断时使用的，不过普通人绝大多数情况下并不会因为时差障碍看医生。人们只要明白，飞行跨越至少两个时区，原本睡眠良好的人变得晚上失眠或者白天嗜睡，如果身体还有一些其他方面的不舒服，那大概率就是时差障碍了。

十、时差障碍怎么治疗

虽然目前研究人员还没有找到治愈时差障碍的绝佳方法，但也有一些办法可以缓解时差障碍的症状。一般来说，即使不做任何治疗，你的时差障碍症状也会在几天内自动消失。

到达目的地后，可以采取如下措施：

（1）晒晒太阳。白天出门晒太阳可以让你清醒。如果你不能到户外，使用人造光源（如普通的灯）也能起到类似的效果。

（2）调整你的作息安排。到达目的地后，尽可能主动调整作息安排，尽快按照当地时间作息。但这一点不可勉强，否则可能适得其反。

（3）避免食用新食物。到达目的地后，在有条件的情况下尽可能选择你之前习惯的食物，这样可避免时差障碍带来的消化问题。

（4）吃少一点。美国疾病控制与预防中心建议吃少一点以避免出现胃痛等肠胃问题。

（5）多喝水。多喝水可以对抗长途飞行后脱水的影响。避免酒精，酒精会使你脱水并影响你的睡眠。

（6）摄入咖啡因。《睡眠医学（第2版）》和妙佑医疗国际均认为，咖啡因在缓解时差障碍症状方面可以起到一定的作用。妙佑医疗国际的具体建议是，含咖啡因的饮料可能有助于抵抗日间嗜睡，因此可以选择合适的含咖啡因的饮料。需要注意的是，应避免在午后摄入含咖啡因的饮料，因为这会让你更难入睡或安眠。

（7）锻炼身体。跨时区飞行后，适度锻炼身体可以让你白天充满活力，保持头脑清醒，但注意避免晚上锻炼身体。

（8）小睡策略。美国疾病控制与预防中心建议，在出现时差障碍时，如果白天实在困得不行，可以小睡一会儿，但每次小睡不要超过20分钟。

（9）使用褪黑素。尽管中美药监部门均未批准使用褪黑素治疗时差障碍，但还是有大量研究支持褪黑素可改善时差障碍的症状，且使用褪黑素的风险很低，因此，跨越时区旅行时可以适当购买褪黑素来治疗时差障碍。

妙佑医疗国际认为，0.5毫克似乎和5毫克或更高剂量的褪黑素一样有效。因此，你可以按 0.5 毫克这一最低剂量服用。如果你需要使用褪黑素，请在睡觉前 30 分钟服用，或按医生交代的其他时间服用。对于大多数人来说，褪黑素的副作用不常见，少数人可能出现包括头晕、头痛、日间嗜睡、食欲不振等症状，可能还会出现恶心和定向障碍。

（10）药物。一般情况下，应对时差障碍是不需要使用药物的，但是如果其他方法都无效，个人既往跨越多个时区的飞行后时差障碍都比较严重，那也可以考虑使用催眠药。这样的催眠药分为苯二氮䓬类药物（benzodia zepine drugs，BZDs）和非苯二氮䓬类药物（non-benzodia zepine drugs，NBZDs）。具体要不要使用药物、使用哪种药物及其用法用量请遵医嘱。

十一、怎样预防时差障碍

现有研究表明，几乎没有任何预防策略能保证你不会出现时差障碍。但是，许多措施都可以将时差对你的潜在影响降到最低。

1. 旅行前

在旅行的前几天，慢慢调整用餐时间表，以配合目的地的就餐时间。

如果要从东往西旅行，晚点睡觉，晚点醒来；如果要从西往东旅行，早点睡觉，早点起床。这可以帮助身体适应新的睡眠时间。

2. 在飞机上适当运动

在飞行中适当运动可以减少时差障碍的各种症状。在长距离的飞行中，尽可能在机舱内走动，前提是应得到乘务员的许可及确保安全。

此外，你也可以在座位上尝试以下运动：

（1）深呼吸。

（2）转动你的脚。

（3）抬起你的膝盖。

（4）转动你的头。

（5）在头顶挥舞你的手臂。

（6）收缩（使紧张）和放松你的腿部肌肉。

十二、时差障碍什么时候会消失

时差障碍的持续时间取决于多个因素，这些因素包括你跨越了几个时区，你是向东飞行还是向西飞行，你的身体独特的节奏，你的整体健康状况。许多经历过时差障碍的人在到达目的地后一两天内不适感就得到了很大的改善。对一些人来说，则可能需要一周甚至更久的时间才能完全恢复至正常状态。

十三、就诊建议

一般没有必要因时差障碍就医，但如果时差障碍引起的症状在旅行后一周内没有消失甚至恶化，那就需要就医了。在跨越时区的飞行后，如果你有任何不太可能由时差障碍引起的相关症状，也请就医。有时差障碍者一般应前往睡眠科就诊。

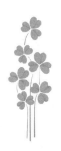

第三章　睡眠环境

第一节　卧室多大最合适

对于卧室大小是否影响睡眠，不同的人有不同的理解，东方人与西方人也有不同的理解。西方人一般认为，卧室大小对睡眠没什么影响，西方也缺乏这方面的学术论文。国内这方面的论文同样匮乏。中国当代世界研究中心研究员金鑫认为，正常的卧室面积在 15 m² 左右最为合适，面积过小不能保证有充足的氧气，过大则会使人有空荡荡之感，遇到阴雨寒冷天气更易令人感觉阴冷，不易于保暖。

一、卧室的保暖与大小

现代社会科技如此发达，控制卧室的室温轻而易举。如果经济条件允许，完全可以根据自己的偏好来选择卧室的大小。如果卧室较小，有些人会感觉很压抑，但较小的卧室却能给另一些人

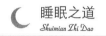

更多的安全感。较大的卧室会让一些人晚上感到不安，但另一些人却更享受大卧室带来的种种便利。

二、大卧室的特殊床具

如果你有一个很大的卧室，但你又觉得睡觉时较小的空间更有安全感，那么使用架子床或者拔步床是个不错的选择。

架子床因床上带有架子而得名，一般四角安装立柱，床头、床尾和背面装有围栏，如果再加上帷帐，便如同一间小屋。

拔步床相当于架子床的升级版，从外形看像是把架子床放在一个封闭式的木制平台上，床前有相对独立的活动空间，虽在室内使用，但宛如一间独立的小房子。整体布局所形成的环境空间犹如房中又套了一座小木屋。

第二节　睡眠与声音

一般来说，安静的卧室更有利于睡眠。较强的噪声会让你难以入睡，也可能让你在睡着后多次被吵醒，进而对你的身心健康产生负面影响。研究表明，低分贝的噪声也可能导致你睡眠变浅或者突然醒来。

你应该尽量让你的卧室保持安静，尽量阻隔外界的噪声，买房的时候应选择隔声好的房子。如果买的是毛坯房，装修的时候可以选择吸声材料。例如，吊顶采用吸声较好的吸声板可以达到物理降噪的效果，或者在噪声源的附近加设吸声材料以减少噪声的传播量。卧室的窗户有密封条及较厚的玻璃比一般玻璃能达到更好的隔声效果，双层隔声玻璃当然比普通的单层玻璃更好。应对来自汽车、飞机、电视等空气传播的噪声，可以采用质地为植绒、棉、麻的窗帘以达到较好的效果。一般来说，越厚的窗帘隔声效果越好，质地好的窗帘可以减少10%～20%的外界噪声。

人们也可以用白噪声机器来掩盖其他噪声，以帮助入睡。睡眠医学所指的白噪声，是一种单调、有规律的声音，由人耳可感知的20～2000 Hz的声音构成。绵绵的下雨声、轻柔的海浪声、夏日的虫鸣声、风吹树林的沙沙声，都属于白噪声的范畴。科学家发现，大脑对白噪声会产生谐振，使大脑平复至安静状态，从而产生睡意，让人犯困。2016年，发表在 *Journal of Caring Science* 上的一项研究显示，白噪声对冠心病患者的睡眠能产生有利影响，并建议使用白噪声作为一种改善睡眠的方法，以掩盖环境噪声，诱导入睡。当然，白噪声也不是对每个人都有效，还要看是不是适合自己。现在一般无须购买白噪声机器，手机上的某些 App 就能播放白噪声。

有些人睡觉时喜欢听音乐。令人放松的音乐能起到助眠的作用，也能缓解焦虑及身体疼痛。当然，音乐是否助眠，哪种音乐有助眠效果，同样是因人而异的。

第三节　夜间灯光可能致癌

一、避免夜间照明引发癌症

近年来，学术界陆续有夜间灯光致癌的论文发表，但夜间灯光尚未被权威组织列为确定的致癌因素。美国国家毒理学计划2021年4月发布了《NTP关于夜班工作和夜间照明的致癌性评估报告》，其中关于夜间照明的致癌性，NTP的结论是，特定光照条件与人类癌症之间存在中等可信（moderate confidence）的因果关系。这里所说的特定光照条件是指，与不充分的日光照射结合引发了昼夜节律紊乱的过度的夜间灯光照射。该报告指出，已有充分证据证明，夜间灯光在实验动物身上导致了乳腺癌的形成和扩散。在人身上也有夜间灯光可能引发癌症的间接证据，但要证明夜间灯光容易引发癌症，现有的证据还不够充分。

根据这份评估报告，要尽量避免因夜间照明引发癌症，人们应做到以下几点：

（1）白天接受充足的日光照射。

（2）夜间尽量避免短波光线（常见的是蓝光）照射。

（3）夜间尽量避免长时间接受人造光照射。

（4）夜间尽量避免较强的光线照射。

（5）尽量避免夜间该睡觉的时候还开着灯。

上述应避免的均为引发昼夜节律紊乱进而引发癌症的光照条件。为了个人健康，关注光照，远离癌症。

二、开灯睡觉的危害

1. 让女性发胖

2019 年，发表在 *JAMA Internal Medicine* 上的一项涉及超过 4.3 万名健康女性的研究表明，那些睡觉时在房间里开着灯或电视的女性，最有可能超重和肥胖。这项研究是针对女性的，但理论上男性也可能因此变胖。

2. 导致代谢性心血管疾病

2022 年，美国西北大学范伯格医学院和哈佛大学医学院的研究团队发表在 *Proceedings of the National Academy of Sciences* 上的一项研究成果发现，晚上开灯睡觉会损害心血管代谢功能，可能导致代谢性心血管疾病（cardiometabolic disease）。

三、什么样的夜间灯光有益睡眠

人体的昼夜节律在很大程度上受到光线的影响。白天，眼睛会感知阳光，并向大脑发出产生皮质醇的信号。皮质醇是一种帮助人保持警惕性和活力的激素。晚上，当夜幕降临时，大脑会产生另一种激素即褪黑素，以引起嗜睡和放松的感觉。

晚上受到人造光线的照射会影响人们的昼夜节律，让人们的大脑误以为还是白天，从而让人们的入睡时间延后。智能手机、电脑、电视和其他带屏幕的电子设备会产生蓝光，即使使用减少蓝光的屏幕设置，它们依旧会影响睡眠。因此，晚上尽量减少使用各种带屏幕的电子设备。如果你喜欢晚上看书，最好看纸质书而不是阅读电子书，并且应坐在沙发或椅子上看，而不是躺在床上看，站着听电子书也是一个不错的选择。

现在你大概已经知道，夜间什么样的光线最有益于睡眠了。很显然，答案是没有光线。当然，生活在现代社会的人不可能天黑立刻睡觉，夜晚不使用任何人造光线是不现实的。那么现实的选择就是天黑到睡觉前的几个小时里尽量使用较弱的人造光线，并尽量避开蓝光，红光是个不错的选择。2010年，《中国运动医学杂志》发表的一项研究表明，为期14天、每晚30分钟的红光全身照射有助于优秀女子篮球运动员改善训练后的睡眠质量。这项研究虽然是针对女篮运动员的，但可以合理推论，夜晚的红光照射可能对很多人的夜间睡眠都有帮助。如果在睡前接受同等光照强度的白光或红光照射，红光更有益于睡眠。准备睡觉时最好关掉所有室内光源，用厚实的深色的窗帘挡住室外的光线。如果夜里实在怕黑，睡觉时可以考虑开一盏释放微弱红光的夜灯。

第四节　睡眠与芳香疗法及空气质量

一、助眠的芳香疗法

对于芳香疗法具有助眠效果，近年来陆续有一批学术论文支持这一观点。但要注意，芳香疗法不是对每个人都有效的。有严重的睡眠障碍的人应去医院看医生。以下是部分有学术论文支持的助眠芳香疗法。

1. 薰衣草精油

在各种精油中，薰衣草精油被研究得最多。薰衣草精油被认为可以改善睡眠。2005 年，美国维思大学所做的一项研究表明，睡前使用薰衣草精油可增加深度睡眠，第二天早晨醒来也会更加神清气爽。2012 年，石河子大学医学院刘静和原兰州军区乌鲁木齐总医院神经内科徐江涛在《临床和实验医学杂志》发表的一篇研究论文表明，薰衣草精油可缩短小鼠的睡眠潜伏期（即让小鼠更快睡着）并延长小鼠的睡眠时间。该动物实验的结论是薰衣草精油香薰疗法有镇静催眠作用。

2018 年，石河子大学药学院宋旺弟团队在《中国医院药学杂志》发表题为《薰衣草精油的纯化及安眠功效的研究》的论文。该论文认为，因薰衣草精油含不同的化学成分，不同的化学成分的作用也不尽相同，有的安神助眠，有的清醒神志，有的滋润皮肤，有的却无作用，个别的还有毒性，因而纯化、分析薰衣草精油的成分并探究各成分的药效是十分有必要的。宋旺弟团队认为，纯化后的薰衣草精油香味浓郁而柔和，无刺激感、无毒副作用，具有芳香、镇静催眠、保护神经、抗抑郁等多种药理功能和生物活性。

2. 玫瑰

2014 年 1 月，德国科隆大学 Frank Vitinius 等人发表的一项研究表明，患有抑郁症的人在睡眠中吸入充满玫瑰花香的空气可能会提升睡眠质量。2014 年 5 月，伊朗喀山医科大学发表的一项研究表明，使用大马士革玫瑰芳香疗法，可使冠心病监护病房（coronary care unit，CCU）病人的睡眠质量得到明显改善。

根据多项研究，睡眠中吸入玫瑰花香不仅能提升睡眠质量，还能提升人的记忆力。最近的一篇与此相关的论文由德国弗莱堡大学团队于 2023 年 2 月发表在 *Scientific Reports* 上。大脑皮层有特定的区域来存储信息。科学家推测，玫瑰香味在人睡觉时可以直接与大脑海马体产生联系，使脑神经变得活跃，从而激起人们对白天所获信息的回忆，就像对人体眼睛、耳朵等五官的刺激。这就解释了为什么香味能提高人的记忆力。而 2007 年得出同样结论的研究成果则被发表在顶级学术期刊 *Science* 上。

3．茉莉花

2003 年，*North American Journal of Psychology* 刊登了一篇有关茉莉花助眠的论文。经过对照实验，研究者认为，相比对照组，吸入茉莉花香的受试者睡眠质量得到提升，并且清晨醒后自我评价焦虑水平降低了，做认知能力测验的速度也更快了，到了下午，警觉性水平（level of alertness）依然优于对照组。

2011 年，广西医科大学邝晓聪等人在《时珍国医国药》上发表了题为《茉莉花挥发油调控睡眠质量的实验研究》的论文。该研究的方法是选取 45 名志愿者为受试者，采用匹兹堡睡眠质量指数量表（Pittsburgh Sleep Quality Index，PSQI）作为睡眠质量的判定标准，比较受试者使用茉莉花挥发油前后睡眠质量的改变。结论是茉莉花挥发油可较好地改善睡眠质量。

二、空气质量

2015 年，丹麦学者发表的一项研究表明，卧室空气越清新，受试者睡眠质量越好，越少感到困倦，第二天更能集中注意力，逻辑思维能力测试成绩也更好。

2020 年，瑞典等国学者发表的一项研究表明，家庭和工作场所的潮湿以及霉菌的滋长会促使成年人失眠、夜间打鼾、白天过度嗜睡（excessive daytime sleepiness）。这提醒人们，身处过度潮湿的室内环境时，除湿和清除霉菌是很重要的。

2023 年 3 月 8 日，北京大学第一医院呼吸和危重症医学科王广发教授、马靖主任医师团队在 *BMC Medicine* 上发表文章 "The Long-term and Short-term Effects of Ambient Air Pollutants on Sleep Characteristics in the Chinese Population：Big Data Analysis from Real-World by Sleep Records of Consumer Wearable Devices"，该论文揭示了长期和短期的空气污染对中国人群睡眠的不利影响。研究人员发现，长期（1 年）和短期（1 周）的空气污染暴露都会影响睡眠，两者的影响类似。长期暴露较短期暴露的影响更显著，其中二氧化氮和一氧化碳对于睡眠的影响尤为强烈。随着空气污染的加剧，人们的总睡眠时间往往延长，但深度睡眠时间明显减少，因此，睡眠质量仍然不佳。研究人员还发现，空气污染对女性、年轻人群（小于 45 岁）、较长睡眠时间者（大于等于 7 小时）的睡眠影响更大。同时，空气污染对寒冷季节时的睡眠影响更明显。这一研究提醒人们，持续改善空气质量一刻也不能放松。同时，有条件的单位和家庭可以安装空气净化器或者新风系统，以提升室内空气质量。空气污染较重的时候出门可以佩戴能够阻挡 PM2.5 的口罩。

第五节　卧室温度

卧室温度对人们的睡眠质量有很大的影响。2011 年，美国卫生与公众服务部下属的研究机构制定的《健康睡眠指南》（*Your Guide to Healthy Sleep*）指出，为了更好地睡眠，卧室应保持凉爽，但该指南没有明确指出合适的温度是多少。美国疾病控制与预防中心网站开设的科学博客发布的相关文章认为，对多数人而言，卧室温度保持在 65～68 ℉（相当于 18.33～20 ℃）最有助于睡眠。美国医生一般认为，卧室温度保持在 60～67 ℉（相当于 15.56～19.44 ℃）最有助于睡眠，包括美国《新闻周刊》发布的"2023 年全球最佳医院"榜单上高居全球第二的克利夫兰医学中心也引用了这个说法。国内对于卧室最佳温度的观点更加多样，其中比较有代表性的是中华医学会神经病学分会睡眠学组组长赵忠新教授的观点。赵忠新教授认为，睡觉时室内温度保持在 20～23 ℃为宜。国内也有少数学者主张更高的室温，同时也有更多的国内学者引用美国医学界的主流观点，即卧室温度保持在 15～20 ℃最有助于睡眠。综合各方观点来看，国内外多数医生主张的卧室最佳温度在 20 ℃上下波动，下限不宜低于 15 ℃，上限一般不宜超过 23 ℃。

一、温度如何影响睡眠

人的睡眠周期受生物钟调节，而生物钟受光照、运动、温度等因素影响。人的核心体温在 37 ℃（98.6 ℉）上下波动，整个晚上的波动幅度约 1.11 ℃（2 ℉）。所谓核心体温（core temperature）是指脑、心、肝等人体深部器官的温度。在人入睡前的 2 小时内，核心体温开始下降，恰好这时体内褪黑素大量释放。在睡眠中，人的体温持续下降，在清晨体温达到最低点，然后体温开始逐渐上升。

睡眠时核心体温降低的主要方式是把热量从身体的核心部位向外排出。在血管舒张的过程中，生物钟发出信号来增加四肢的血流量。这就是有些人在晚上会感到手脚温暖的原因。手脚变得温暖可能会被有些人误认为是整个身体的温度都在上升。

晚上人的核心体温会轻微下降，因此，在晚上通过空调或者其他手段降低卧室温度（当然前提是你的卧室原本不冷）有助于降低核心体温，并向人体发出睡觉的信号。

二、卧室太热

在闷热的卧室里睡觉的人都可以感觉到，当大量出汗时，人很难睡着。卧室太热会影响身体的体温调节能力，并让人感觉浑身不适，难以入睡。

体温不仅影响睡眠的开始，还影响睡眠质量和各个睡眠阶段的时间占比。较高的核心体温会造成慢波睡眠时间减少，而慢波睡眠与第二天恢复体力和精神密切相关，与人们主观上感觉到的睡眠质量密切相关。

在快速眼动睡眠期间，身体停止了大多数的温度调节活动如出汗，这会让你对环境温度变化更加敏感。因此，过热的环境温度也减少了快速眼动睡眠时间。

除导致第二天昏昏欲睡之外，快速眼动睡眠和慢波睡眠的减少也会对身体恢复和免疫系统以及学习、记忆产生负面影响。

三、卧室太冷

一般认为，卧室太冷对睡眠的影响不如卧室太热大，但卧室太冷也会引起身体不适，并可能会对快速眼动睡眠与血压产生负面影响。当人感到冷的时候，身体机能会加速运转，以试图让人重新暖和起来。同时血管收缩、呼吸变浅，也会给人的心血管系统带来额外的压力。

四、性别差异

一般来说，男性的体温比较稳定，因此，将空调的温度设定为一个固定值对男性是合理的。但女性的体温往往波动更大，尤其是在妊娠期或更年期，因此，对她们来说，卧室保持在恒定的"最佳温度"是困难的。更年期通常会引起潮热，而潮热通常会在睡眠时间加重，导致有些更年期女性一会儿感觉冷、一会儿感觉热。

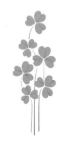

第四章 寝具

第一节 床 垫

一、床垫新旧与睡眠质量

2009 年，美国俄克拉荷马州立大学 Bert H. Jacobson 教授等人发表论文，论证了新床垫与旧床垫（实验中用的是使用 5 年以上的旧床垫）相比，前者更能提高睡眠质量，并且更有助于缓解背部疼痛。其实 Bert H. Jacobson 教授 2007 年在另一杂志上发表的论文已经得出了类似的结论，不过 2007 年发表的论文的比较对象是平均已经使用 9.5 年的旧床垫。2007 年的论文还发现，使用最便宜的床垫的人相比使用中高价位床垫的人更容易遭受下背痛（lower back pain）之苦。

国外也有其他研究机构通过实验得出了类似的结论。那么为什么新床垫更有助于睡眠呢？可能的原因至少有 4 条。

第一，目前主流的床垫都是内置了弹簧的，床垫用久了之后，床垫里弹簧的弹性会逐渐变小，从而影响睡眠。

第二，由于使用者在床垫上所躺的位置相对固定，整个床垫受力不均，时间久了，床垫会有一定程度的变形。虽然这种变形一般很轻微，但还是可能会对睡眠产生一些不利的影响。

第三，床垫用久了之后，床垫表面和内部会出现更多的螨虫、微生物、灰尘，这些都可能会对使用者的睡眠产生不利的影响。

第四，新床垫、新睡衣、新床单、新被子、新枕头等新寝具都可能给使用者带来助眠的心理暗示，从而起到助眠作用，这在医学上被称为"安慰剂效应"。

二、床垫质量与睡眠质量

1999 年，德国图宾根大学 P. Enck 等人在期刊 *Schmerz* 上发表论文，论证了床垫质量与睡眠质量呈正相关。该论文的研究方法是通过在某酒店放置 3 种不同的新床垫，并与酒店已使用 8 年的旧床垫进行比较。这 3 种不同的床垫完全是按价格和质量进行打分并分类的。为了实验的客观性，酒店的员工和旅客都不知道自己睡的是哪种类型的床垫。然后，请 265 位该酒店的旅客对自己在酒店的睡眠质量进行主观打分。实验的结果是，高质量的床垫带来更高质量的睡眠，新床垫比旧床垫更能带来高质量的睡眠。

三、床垫舒适性与睡眠质量

2006 年，韩国的 Hyunja Lee 和 Sejin Park 通过舒适性床垫和不舒适性床垫对睡眠质量及体表温度影响的比较，研究了床垫舒适性与睡眠质量之间的关系。结果表明，比较舒适的床垫有利于深度睡眠，并且会减少睡眠中不必要的动作。

2012 年，南京林业大学申黎明等人发表论文，再次论证了比较舒适的床垫有利于深度睡眠，可提高睡眠质量。这就说明舒适的床垫不只让你睡前感到舒服，而且确实可以提高睡眠质量。

四、床垫的硬度

2015 年 12 月，美国学者 Ahmed Radwan 等人发表在 *Sleep Health* 上的一篇文献综述指出，中等硬度的床垫和自适应（self-adjusted）床垫在提升睡眠舒适度及睡眠质量的效果上是最佳的。

五、如何选购床垫

关于上一段提及的自适应床垫，本书将在后面的"智慧睡眠"一节详细分析。笔者更建议大家选择包含自适应功能的智慧床垫。但由于各种因素，还是有很多人会选择非智慧床垫，因此，本节主要讨论传统床垫（即非智慧床垫）。

按照床垫支撑层是否含有弹簧，可将床垫划分为弹簧床垫和非弹簧床垫。目前，包括中国和多数发达国家的床垫市场都以弹簧床垫为主。非弹簧床垫主要包括乳胶床垫、海绵床垫、记忆棉床垫、植物纤维床垫、其他材料床垫等。一般来说，植物纤维床垫较硬，乳胶床垫、海绵床垫、记忆棉床垫较软，弹簧床垫软硬适中。因此，从健康角度考虑，应选择软硬适中的弹簧床垫，少数对软床垫和硬床垫有特殊偏好或者特殊需求的人可以分别选择乳胶床垫、海绵床垫、记忆棉床垫和植物纤维床垫。需要特别提醒大家的是，并非所有植物纤维床垫都是环保的，部分植物纤维床垫在制造过程中可能用到醛类黏合剂，并不环保。

笔者要强调的是，不管是床垫还是其他产品，不同类别的商品可能难以进行比较，但如果同属一个细分品类，那么在经济条件允许的前提下，选择大公司、大品牌、高价值的商品是没错的，其售后保障也更完善。一般来说，一分钱一分货，床又是人生中花三分之一的时间度过的地方，在床垫和其他寝具上适当进行投资是明智的。当然，自己的睡感很重要，不必非要买最贵的。多数情况下，在传统床垫里选择大公司、大品牌的优质优价床垫是明智的，选择这样的床垫能睡得更舒服、更健康。另外，建议床垫使用 5 年就更换，新床垫可以让你睡得更好。

第二节　床

在现代社会里，床（这里指床架）主要起到几方面的作用：第一是直接承托床垫，间接承托人体的重力；第二是当人半靠半躺在床上时，为人的后背提供支撑；第三是在卧室空间有限的情况下，为床下或者床架的中空部分提供储物空间；第四是美观。

床的这些功能当然非常重要，但都和健康没有直接关系。不过，有两类床和健康是有直接关系的：一类是摇摆型电动床，另一类是婴儿床。

一、摇摆型电动床

如果你曾经用摇篮帮助孩子入睡，或者自己随着吊床的摇摆进入梦乡，那么你就会知道缓慢摇摆的床会使人更容易入睡。2019 年 1 月 24 日，发表在 *Current Biology* 上的一篇研究论文证实了摇摆床可以助眠，该研究表明，摇摆床不但能够提升睡眠质量，还能促进记忆巩固。在这项研究中，以瑞士日内瓦大学 Laurence Bayer 为首的研究团队招募了 18 名健康成年人到实验室中接受测试。研究团队发现，电动床整晚不停地摇摆可以让人更快睡着，并使人夜间更少醒来且增加深度睡眠时间。为了了解更好的睡眠是否能提高记忆力，受试者接受了单词配对测试。研究人员发现，如果受试者在整晚摇摆的电动床上睡觉，那么他们在第二天早晨的单词配对测试中表现得更好。动物实验表明，摇摆床同样可以改善动物的睡眠质量。

二、婴儿床

国内还有相当多的父母习惯与新生儿在同一张床上睡眠，但是从安全的角度出发，正确的做法是婴儿父母或其他照护者与婴

儿同房但分床睡，以避免成年人夜晚睡觉翻身压住婴儿。也就是
说，婴儿应在婴儿床或摇篮里睡觉。北京大学护理学院团队于
2021 年 3 月发表的《婴儿安全睡眠保护策略的证据总结》一文
指出，除了婴儿应单独睡在婴儿床或摇篮里，婴儿睡觉时还应格
外注意以下事项：

（1）如无其他特殊情况，婴儿每次睡觉时都应采用仰卧位
姿势。

（2）婴儿应在床面较硬、符合国家婴儿安全睡眠标准的婴
儿床或摇篮中睡眠。

（3）不在婴儿睡眠环境中放置柔软、松散的床上用品或其
他物品。

（4）避免婴儿睡眠环境过热。

2022 年，美国儿科学会（American Academy of Pediatrics,
AAP）发布的有关婴儿安全睡眠指南的原则与北京大学护理学院
的研究结论基本一致。

第三节　被　　子

如今市场上可供选择的被子种类琳琅满目，有蚕丝被、纤维
被、棉花被、羊毛被、驼毛被、羽绒被等。究竟盖什么材质的被
子最能让人睡个好觉呢？很多人睡觉时喜欢盖质地轻盈的被子，
但也有很多人觉得比起羽绒被、蚕丝被、纤维被，还是盖传统的

棉花被睡得更好。2020 年 9 月，瑞典 Bodil Ekholm 团队在 *Journal of Clinical Sleep Medicine* 上发表的研究结果表明，睡眠质量好的秘密在于被子的重量——盖重被子睡得香。该项研究的大致情况如下。

实验方法：研究团队招募了 120 名志愿者，按照随机分配（1∶1）的原则，将志愿者分为盖重被子（6～8 kg）组和盖轻被子（1.535 kg）组，治疗周期为 4 周。采用失眠严重程度指数量表作为主要结果指标，以日记、疲劳症状量表和医用焦虑、抑郁量表作为次要结果指标，对结果进行评估。通过手腕活动图评估睡眠和白天活动水平。

研究结论：盖重被子（6～8 kg）入睡，在 1 个月的时间里，参与者的失眠改善有效率便能达到 59.4%，完全缓解率可达 42.2%。不仅如此，盖重被子还能在 1 年内治愈大多数失眠患者，有助于减轻其抑郁和焦虑的症状。

当然人们也要明白，盖重被子改善睡眠可能适合多数睡眠不佳的人，而不一定适合每个人。如果你盖了重被子反而感觉很不舒服，影响了自己的睡眠，那还是不盖重被子为好。

上述研究让人们明白了盖重被子对睡眠的好处，然而当时并未揭示其背后的科学原理。

2022 年 10 月 3 日，由瑞典大脑研究基金会赞助的一项研究首次解释了"盖厚被子改善睡眠"的一大原因——被子越重，褪黑素释放得越多，睡眠自然更好。该项研究以 "A Weighted Blanket Increases Pre-sleep Salivary Concentrations of Melatonin in Young, Healthy Adults" 为题发表在 *Journal of Sleep Research*。

看到这里，也许有些读者可能会想，既然是褪黑素在起作用，那直接服用褪黑素好了。虽然口服褪黑素的风险很低，但是使用更自然的方式获得褪黑素的健康风险小于口服褪黑素的风险。另外，增加褪黑素分泌可能只是盖厚被子促进睡眠的原因之一而不是唯一原因。因此，盖厚被子作为一种低成本、低风险、简便易行的助眠方式，值得你尝试。

第四节　枕　头

作为非常重要的寝具，枕头的基本功能是支撑头部和颈部，进一步维持颈椎的生理曲度，放松颈部肌肉，降低对颈椎间盘的压力，优化椎间盘之间的载荷分配。头部和颈部缺乏支撑可能会不利于改变颈椎的排列，并导致肌肉骨骼问题，包括颈部疼痛、肩胛骨疼痛和肌肉僵硬。

一、枕头高度

用什么样的枕头睡觉最舒服？枕头高度是非常重要的一个因素。学术界的主流观点认为，仰卧和侧卧所需的枕头高度是不同的，侧卧所需的枕头更高一些，但对于枕头高度究竟几厘米最合适，学术界未达成共识。实际上，考虑到多数枕头是松软但软硬度不一的，人的头型是圆的而不是方的，头在枕头上的位置也不是固定的，人的身体条件各异，习惯各异，针对传统的枕头给出一个固定的高度值作为最合理的高度值是不大可能的。针对合理的枕头高度给出一个区间更为合适。2002年，原解放军第404医院苏翠娟和孙光武发表的《对科学使用枕头防治颈椎病的建议》一文就认为，仰卧时枕头高度以6～12 cm最好，侧卧时枕头高度以7～15 cm为宜。当然，具体选择什么高度的枕头，大家还是以自己睡着舒服为宜。

传统的枕头高度是固定的，然而多数人睡觉都是在仰卧和侧卧中不断变换睡眠姿势，而仰卧和侧卧需要的枕头高度又是不同的，传统的枕头很难解决这一问题。未来具有自动高度调节功能的智能枕头将比传统的固定高度的枕头能更好地改善睡眠健康，并将拥有巨大的潜在市场。

二、中药枕头

中药枕头（简称"药枕"）是指将中药袋置于枕芯，或将薄型药袋置于普通枕头上制成的枕头。中药枕头治疗疾病的主要机制是局部皮肤的吸收作用、药物刺激经络传导、鼻腔药物分子的吸收作用及生物全息泛控性的整合作用。中医古代典籍中有不少关于药枕及药枕方的记载。1972年，马王堆一号汉墓出土了中药枕头，里面塞满香草，此药枕现藏于湖南博物院。东汉末年华佗根据闻香除病的理论制作药枕。唐代孙思邈的《千金方》中亦有关于药枕疗病的记载。《道藏》作为道教经典总集，其中也有多处记载了特色药枕方。近年来，药枕法被用于治疗多种常见疾病，如颈椎病、失眠、过敏性鼻炎、高血压等。以下为部分经过实验检验并有学术论文支持的药枕。

1. 治疗颈椎病的药枕

颈椎病，又称颈椎综合征，是因增生性颈椎炎、颈椎间盘突出，以及颈椎关节、韧带等组织的退行性改变，刺激和压迫颈神经根、脊髓、椎动脉和颈部交感神经等而出现的一系列综合症候群。颈椎病按受压迫部位的不同，一般分为五种类型，即颈型（又称软组织型）、神经根型、椎动脉型、交感型、脊髓型，尤以前三种类型颈椎病的发病率最高。

中医将颈椎病分为五种类型：风寒湿阻型、气滞血瘀型、痰湿阻络型、肝肾不足型及气血亏虚型。药枕采用以气味芳香、引经开窍、走窜通络为主的药物饮片研粗末，通过刺激皮肤、经络与腧穴、孔窍等部位产生经穴效应，并通过皮肤及鼻黏膜吸收和嗅神经传导等途径，使药物进入体内，起到疏通经络、调和气血、活血化瘀、清利头目、定眩止痛等作用。

用于治疗颈椎病的药枕有用单味中药的，也有使用多味中药的，后者更为普遍。单味中药药枕中被医学界关注较多的是决明子药枕。使用多味中药的药枕配方较多，其中被医学界关注较多的是广西的檀少强医生的加味蠲痹散药枕。檀少强医生的具体做法是将加味蠲痹散研粉后均匀装入薄布袋，将布袋裹在直径约 60 cm 的圆形竹筒外面做成药枕，每天睡前及起床前枕在颈部，每次 5 分钟，药物一般两周一换，连用 3 个月。

2．治疗失眠的药枕

近年来，中医界对于药枕治疗失眠做了不少试验，但这些试验多数针对少数群体的失眠，而非针对一般群体的失眠。针对一般群体的失眠，单独使用药枕治疗失眠所做的试验被医学界关注较多的是贵州省王宏医生所做的苦荞壳失眠散药枕治疗不寐症（即失眠症）的试验。

王宏医生选择其所就职的医院于 2016 年 12 月至 2017 年 12 月收治的 120 例不寐症患者作为研究对象，根据入组先后顺序，以简单随机法分为中药组与西药组，每组 60 例，分别接受苦荞壳失眠散药枕与艾司唑仑片治疗，比较两组的临床效果与不良反应。结果证明，使用苦荞壳失眠散药枕治疗不寐症的总有效率高于服用艾司唑仑片，且不良反应率也低于服用艾司唑仑片。药枕治疗时间与患者睡眠时间同步，不会对患者正常的工作与学习造成影响，患者更容易接受。试验证明，不寐症患者接受苦荞壳失眠散药枕治疗不仅疗效明显，而且安全性高，值得推广应用。需要提醒读者的是，此试验所用的中药材不仅仅有苦荞壳，还有首乌藤、合欢皮、琥珀、石菖蒲等中药材。

3．治疗过敏性鼻炎的药枕

对于药枕治疗过敏性鼻炎，中医界也做了不少尝试，其中较受关注的是江苏省蒋岳方医生应用自制药枕治疗 37 例过敏性鼻炎患者的临床经验。蒋医生的药枕治疗方法如下。

基本方：辛夷花（布包）、桑叶、荷叶、藿香、谷精草、白芷、防风、川芎、薄荷、细辛、桔梗。

加减：流清涕者加苏叶；鼻塞甚者加黄芩、冰片（另包）；鼻塞流清涕不止、色白者加薏苡仁；流浊涕者加金银花；鼻痒、眼痒，甚至肿痛者加白菊花、石决明、珍珠母。

将上述药材中质地坚硬的根块、矿物、树脂及枝叶等以专用机械粉碎成粉末，对易挥发的药品用纱布包裹，名贵之品入囊装枕。根类块质铺于下，枝叶药物填于中，花香之品覆其上。药物需要摊放平坦，保持枕面柔软，富有弹性。每天夜间或中午睡觉时枕于药枕上，睡时覆以较薄软的枕巾，每天使用时间不少于 6 小时。此药枕需要连续使用 2 个月或以上。

从治疗结果来看，在 37 个病例中，治愈 11 例、显效 20 例、有效 4 例、无效 2 例，治疗效果良好。

4. 治疗高血压的药枕

近年来，中医界发表了不少药枕治疗某种疾病的临床研究论文。可能出乎很多人的预料，这些论文里被医学界同行引用最多的 4 篇论文中有 3 篇都是单独使用药枕治疗高血压的。由此可见，药枕治疗高血压得到了更广泛的临床研究支持。

三、对于药枕的特别提示

（1）虽然药枕在治疗一些慢性疾病方面有很好的效果，但药枕治疗周期较长，并且对于一些较重的疾病仅是有效而非治

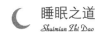
愈，很多情况下使用药枕配合其他疗法会有更好的效果。

（2）药枕的配方多种多样，有些药枕的相关论文受到较多关注，有些药枕消费者反馈效果不错，但目前还没有相关研究论文发表。消费者如果想购买药枕，可综合各种因素选购适合自己的药枕。

第五节　智慧睡眠

智慧睡眠（又称智能睡眠）是睡眠产业界近年来开始流行的一个概念。关于智慧睡眠，目前尚无权威定义，一般认为，智慧睡眠系统包括睡眠数据监测、睡眠数据智能分析以及相应的睡眠改善系统。通常所说的智慧睡眠系统不包括医院场景的睡眠系统，如多导睡眠监测。

目前，家庭睡眠监测主要监测心率、血氧饱和度、呼吸率、打鼾情况、在床时间、实际睡眠时长、睡眠各期占比、呼吸异常事件、心率异常事件、睡眠体位等指标。

有人认为睡眠监测没什么作用，认为即使监测到睡眠情况不好，也不能立刻改善睡眠，但这种想法是不对的。家庭睡眠监测有以下意义。

一、告诉你睡得好不好本身就是有意义的

很多情况下人们不用任何设备也能知道自己睡得好不好，但

也有很多时候人们的感觉是不准的。举个最简单的例子，对于"昨晚睡了多久"这个最简单的问题，有时人们的判断是极不准确的。有些人会严重高估自己的睡眠时长，有些人会严重低估自己的睡眠时长。关于严重低估自己睡眠时长的例子，大家在新闻媒体上能看到一些案例。例如，某人误以为自己严重失眠，甚至到了整夜睡不着的程度，但医院睡眠中心的测试数据显示这个人晚上睡着了，而且睡了七八个小时。这样的情况被称为"主观性失眠"，又被称为"睡眠状态感知不良"或"假性失眠"，它是指患者虽然主诉失眠或白天过度嗜睡，但并无睡眠紊乱的客观证据。"假性失眠"是一种心理疾病，如需治疗，主要是让他们认识到自己睡眠正常，不必使用任何药物。高估自己睡眠时长的原因可能是发生了长时间的夜间觉醒，但误以为夜间觉醒时间很短。虽然每个人需要的睡眠时长不同，但绝大多数同龄人需要的睡眠时长是差不多的。绝大多数人还是要按推荐的时长睡觉，比如成年人每晚睡 7～9 小时。很多时候感觉是不可靠的，如有些睡眠不足的儿童白天并无嗜睡症状；有些成年人为了事业、学业、家庭减少睡眠时间，白天全靠咖啡、意志力来硬撑，他们也误以为自己的睡眠满足了自己的需要。这种情况下通过智慧睡眠系统告诉你睡眠不足或者睡眠质量不佳是有意义的。

二、智慧睡眠系统可以做多种严重疾病的早筛或初诊

睡眠监测不只告诉你睡得好不好，通过睡眠监测获得的数据经过进一步智能分析还能做多种疾病的早筛或初诊。目前，

在家庭做睡眠障碍的早筛或初诊比较成熟且有重大意义的病种是对阻塞性睡眠呼吸暂停综合征的筛查。市场上已有多种可以做阻塞性睡眠呼吸暂停综合征初诊的家用设备，但应用不是很普遍。世界睡眠学会秘书长、北京大学医学部睡眠医学中心主任、北京大学人民医院睡眠中心主任韩芳教授指出，目前我国约有3000个睡眠诊疗中心、5万名从业人员，但我国有6000万名阻塞性睡眠呼吸暂停综合征患者。韩芳教授推算，按现有的床位，我国每年只能诊断30万名阻塞性睡眠呼吸暂停综合征患者，那么需要200年才能把现有的阻塞性睡眠呼吸暂停综合征患者全部筛查一遍。要解决这一问题，一方面要增加医院的睡眠诊疗中心床位与医护人员，另一方面也要大规模使用智慧睡眠设备进行阻塞性睡眠呼吸暂停综合征的筛查。由于科普工作不到位，绝大部分的阻塞性睡眠呼吸暂停综合征患者不知道自己的病情，也不知道阻塞性睡眠呼吸暂停综合征的严重性。未来应加强阻塞性睡眠呼吸暂停综合征相关的科普工作，让尽可能多的阻塞性睡眠呼吸暂停综合征患者得以早确诊、早治疗。

除了睡眠障碍，智慧睡眠系统还可以发现早期的非睡眠疾病征兆，如帕金森病、某些心血管疾病、肾病等。2022年8月22日，麻省理工学院杨宇喆博士等在国际顶尖医学期刊 *Nature Medicine* 发表了题为 "Artificial Intelligence-enabled Detection and Assessment of Parkinson's Disease Using Nocturnal Breathing Signals" 的研究论文。杨宇喆研究团队开发了一种基于神经网络的人工智能模型，通过"读取"一个人睡眠时的呼吸模式来评估其是否患有帕金森病，还能判断帕金森病的严重程度，并随时间的推移跟踪患者的病情进展。未来将有更多的慢性疾病能通过家庭智慧睡眠系统进行早筛和初诊，原因如下：一方面这种便捷的早筛和初诊可以为医生和患者节约时间和经济成本，另一方面某些疾病在家庭的自然睡眠状态中更容易被筛查出来。

一个看似健康的人特别是老年人在家里睡觉时突发重疾如心脏病突发，如果没有智慧医疗系统，则后果可能不堪设想。而有了包括智慧睡眠系统在内的智慧医疗系统就可以自动识别危险、自动报警、自动联系患者家属和120急救中心。

三、智慧睡眠系统可以改善睡眠质量

智慧睡眠系统的智能自适应调节功能，可通过内置传感器感知用户身体体型，并主动调整床垫软硬支撑，适配用户脊柱的自然生理曲度。这种自适应调节功能理论上可以提高睡眠质量并预防或减轻背痛。曾有研究团队招募30名有严重慢性背痛的患者参加实验以验证自适应调节功能的积极意义，结果证实，95%的受试者的背痛减轻了，88%的受试者的睡眠得到了改善。

目前，市场上有些智慧睡眠系统还可以通过睡姿调整等技术来减轻用户的打鼾情况，从而改善用户及其家人的睡眠质量。

四、常做家庭睡眠监测有助于检验睡眠障碍的治疗效果

即便是同一种睡眠障碍如失眠症，造成病发的原因可能也是

多种多样的，所以没有任何一种药物或者器械可以做到100%有效。有时人们难免要通过试验多种疗法来了解究竟哪种方法最适合自己。在试验的过程中，人们的主观感觉当然很重要，但有时候感觉也是不准的。使用家庭睡眠监测系统可以让人们更了解每种疗法带来的实际效果。

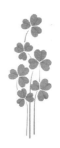

第五章　睡眠与生活

第一节　运动与睡眠

研究发现，适当的运动可以改善睡眠，并让你能休息得更好。研究还发现，前一晚睡眠不足或睡眠质量差可导致第二天的体能变差。优化你的锻炼习惯可以帮助你睡得更好，充足且良好的睡眠可以促使你第二天获得更好的运动效果。

一、运动如何影响睡眠

（1）运动可以缓解压力和焦虑。压力和焦虑是睡眠的大敌。当你锻炼的时候，你的大脑会释放出让你感觉良好的化学物质来对抗压力和焦虑。这种压力和焦虑得到缓解的状态在运动结束后仍会维持一段时间，这就促进了你的睡眠。

（2）体能消耗过多。如果长时间剧烈运动，体能被大量消耗或过度疲劳，这就有可能导致运动后的精神不振、困乏，从而促进睡眠。

（3）大脑供血不足。在运动的过程中，身体需要消耗大量的能量。为了给运动部位提供营养物质和氧气，身体会加快循环，血液携带了大量的氧气和营养物质，将其供应给运动部位，会导致大脑短暂性供血不足。大脑供血不足造成了困倦感，从而促进了睡眠。

（4）运动可减轻阻塞性睡眠呼吸暂停综合征症状。长期坚持锻炼可让肥胖的人减轻体重，从而减轻阻塞性睡眠呼吸暂停综合征的症状。国外也有研究表明，即使体重没有减轻，长期坚持有氧运动也可使阻塞性睡眠呼吸暂停综合征患者的症状减轻，从而改善睡眠。

（5）日光照射有助于睡眠。如果你是白天在户外运动的，那么运动的同时也接受了日光照射。适当接受日照可以治疗睡眠 - 觉醒时相延迟障碍。对部分人来说，接受日光照射可以改善睡眠质量、提高睡眠效率和延长睡眠时间。

二、睡前运动影响睡眠吗

现在越来越多的人选择晚上锻炼身体，但以前很多睡眠专家建议晚上不要运动或者睡前 3 小时不要运动，以免影响睡眠。2018 年 10 月 29 日，发表于 *Sports Medicine* 的一篇研究论文表明，人们可以在晚上锻炼，只要在睡前 1 小时内避免剧烈运动即可。

三、如何通过运动助眠

国内外的一些研究显示，以下关于运动的因素会影响睡眠。

（1）运动形式。根据郭思远和董亚琦发表的论文《运动对睡眠质量影响的 Meta 分析》，太极柔力球、有氧慢跑、太极拳、自行车、健身气功易筋经和健身气功六字诀均能显著改善人们的睡眠质量。

（2）单次运动时长、运动频率、运动时段的选择。对于已有睡眠障碍的人士，根据龚明俊、付皆、胡晓飞的论文《运动锻炼干预睡眠障碍效果的 Meta 分析》，每次锻炼持续 60 分钟左右、每周锻炼 3 次、下午进行锻炼对改善睡眠障碍的效果最佳。

第二节　饮食与睡眠

在人们的生活中失眠现象非常普遍，人们强烈希望利用食物和饮料来改善睡眠，这是可以理解的。然而饮食和睡眠都很复杂，这意味着没有什么灵丹妙药或单一的食物可以 100% 有助于睡眠。但是，有些食物和饮料可能会让你更容易睡个好觉。

根据文献记载，中国是世界上最早记录食物对睡眠产生影响的国家之一。

唐代孟诜的《食疗本草》中有很多关于食物对睡眠影响的记载，例如，茶叶"除好睡"、林檎"好睡"、糯米"使人多睡"等。

元代忽思慧的《饮膳正要》载："凡诸茶，味甘苦微寒，无毒。去痰热，止渴，利小便，消食下气，清神少睡。"又，酸枣粥："治虚劳，心烦，不得睡卧。酸枣仁（一碗）用水，绞取汁，下米三合煮粥，空腹食之。"黍米："味甘，平，无毒。主益气补中，多热，令人烦。久食昏人五脏，令人好睡，肺病宜食。"

元代贾铭的《饮食须知》载："人多食，令发风动气，昏昏多睡。"

清代费伯雄的《食鉴本草》载："茯苓粥，治虚泄脾弱，又治欲睡不睡。粳米三合，粥好下白茯苓末一两，再煮食之。"

目前国内具有改善睡眠功能的保健食品中，酸枣仁及酸枣仁提取物、茯苓及茯苓提取物是较常见的成分，这与古代中医药典籍中的记载是一致的。

一、有益于睡眠的常见食物

包括营养师和睡眠专家在内的研究人员进行了不同类型的研究，试图找出最能促进睡眠的食物。但很遗憾，研究人员并没有找到对所有人都有效的促进睡眠食品。这可能是因为睡眠不好的原因各不相同，每个人的体质也不相同，天然食物中的营养成分也并不稳定，等等。

二、睡前应避免的食物

1. 水

睡前过量饮水可能会让你半夜醒来上厕所，从而影响你的睡眠。至于多大的量算过量，这一点因人而异。

2. 富含水分的食物

有些食物虽然是固体的，但水分含量很高，睡前如果吃多了就和睡前多喝水效果差不多，也一样可能造成你半夜起来上厕所，这样的食物包括黄瓜、芹菜、西瓜等。

3. 富含盐的食物

睡前吃富含盐的食物，可能让你半夜因口渴醒来，因此，睡前应少吃富含盐的食物。虽然富含盐的食物多数口感很咸，但有些口感并不是很咸，这样的食物睡前也要避免，如含酱油食品和火腿等。还有些食物吃起来完全不咸，但也是含盐的，如挂面、面包、油条、甜甜圈、饼干、地瓜干、蜜饯等，这是因为制作过程中加入了糖等其他调料，把盐的咸味掩盖了。临睡前不吃东西最好，如果要吃一点零食，最好吃低盐或无盐的食品。即使不考虑睡眠问题，多数中国人吃盐也超标了，因此，少吃盐既有利于睡眠，也有利于提高总体健康水平。

4. 大餐

睡前 3 小时尽量不要吃大餐。这是因为正常情况下，食物进入人体消化道后，需要经历 2～3 小时后才能被完全分解、吸收。人体处于睡眠状态下，消化道系统运行效率会出现明显下降的现象。睡前吃大餐，不仅会增加肠胃功能性负担，引起胃脘闷胀、睡眠受阻等，更容易出现脂肪淤积，导致肥胖症，对睡眠质量也有不利影响。胃食管反流病患者更要注意，睡前 3 小时应严格禁食。如果胃食管反流病患者在睡前吃东西，则会导致胃内处于充盈状态，不仅会影响睡眠，也会导致胃内食物反流入食道，加重胃食管反流病的症状，甚至损伤黏膜。

5. 咖啡因

咖啡因可能严重干扰你的睡眠，要避免在睡前食用含有咖啡因的食物和饮料。但要注意，除了咖啡含有咖啡因，茶、热可可、巧克力等很多饮料和食物也都含有咖啡因。

三、有益于睡眠的饮食结构

2023 年 3 月，哈佛大学医学院的研究团队在国际顶尖学术期刊 *Cell* 上发表了题为 "A Gut-secreted Peptide Suppresses Arous-ability from Sleep" 的研究论文。该项研究发现，当饮食富含蛋白质时，睡眠中的果蝇和小鼠不易被唤醒，从而获得更高的睡眠质量。其机制是，肠道中较高浓度的蛋白质可促使肠内分泌细胞释放神经肽，神经肽向大脑中的一小群多巴胺神经元发出信号，降低它们对振动的反应。而在人类群体中也观察到了类似的结果，在饮食中摄入更多蛋白质可以使人在睡眠中不易被唤醒并促进深度睡眠。也就是说，为了获得好的睡眠，人们可以多摄入富含蛋白质的肉、蛋、奶和豆类食品，直接冲蛋白粉饮用也是个不错的选择。

另外，研究表明，摄入更多膳食纤维，少摄入饱和脂肪也可以增加深度睡眠。

第三节　酒精与睡眠

酒精具有镇静作用，可以引起放松和嗜睡的感觉，但饮酒（尤其是过量饮酒）与睡眠质量差有关。酒精使用障碍患者通常会出现失眠症状。这里所说的酒精使用障碍是一种在饮酒方面难以自控，一心只想饮酒或者不顾后果继续饮酒的行为模式。有此障碍的患者为了获得同样的效果会增加饮酒量，在迅速减少或停止饮酒时可能会出现戒断症状。酒精使用障碍达到一定程度称为酗酒。研究表明，饮酒还会加剧睡眠呼吸暂停症状。每个人对酒精的反应都不同，因此，酒精对睡眠的影响很大程度上取决于个人的具体情况。

一、酒精如何影响睡眠

一个人饮酒后，酒精主要被胃和小肠吸收，口腔黏膜也会吸收少量酒精。酒精在消化道被快速吸收进入血液，仅有不到10%是以乙醇原形由肺和肾排出，剩余超过90%的酒精在肝脏内完成代谢。酒精代谢是一个相当缓慢的过程，在酒精最终完成代谢前，过量的酒精将继续在体内循环。酒精对身体的影响因人而异，重要的影响因素包括饮酒量和饮酒速度，以及人的年龄和体质，特别是体内乙醇脱氢酶和乙醛脱氢酶的水平。

研究表明，睡前饮酒可能会让你更快入眠，但睡前饮酒者夜里往往会多次醒来，造成总体睡眠质量的降低。饮酒者在夜里多次醒来可能有多方面的原因，其中一个因素是酒有利尿的作用，而喝酒的同时往往也喝下了大量的水，饮酒者可能会频繁起夜；另一个因素是酒精会抑制深度睡眠，让整晚的睡眠变浅，这也会让人更容易在夜里醒来。

有些人最初开始睡前饮酒时自我感觉不错，并未发现严重不良影响。然而时间久了，他们逐渐养成每晚必须依靠酒精入睡的习惯，而渐渐有了酒瘾，为了入眠，睡前饮酒的量也逐渐增大，最终变成酗酒，严重影响睡眠。

二、酒精引起的其他睡眠问题

（1）噩梦。酒精让人更容易做噩梦。

（2）睡行症（梦游）。酒精可能促发梦游。

（3）睡眠呼吸暂停及打鼾。

睡眠呼吸暂停是一种以睡眠中暂时性呼吸丧失为特征的疾病。呼吸暂停反过来会导致睡眠中断并降低睡眠质量。阻塞性睡眠呼吸暂停综合征的发生是由于咽喉后部的物理阻塞，而中枢性睡眠呼吸暂停则是因为大脑无法正确地向控制呼吸的肌肉发出信号。

一些研究表明，酒精会导致睡眠呼吸暂停，因为它会使喉咙肌肉放松，从而在呼吸过程中产生更多阻力。这会加剧阻塞性睡眠呼吸暂停综合征的症状，导致呼吸中断，以及打鼾加重。此外，睡前只喝一杯酒也可能导致睡眠呼吸暂停和严重打鼾，即使对那些没有被诊断为睡眠呼吸暂停的人来说也是如此。

睡眠呼吸暂停和酒精之间的关系已经被广泛研究。基于各种研究的普遍共识是饮酒会让睡眠呼吸暂停的发病率提升25%。

三、酒精到底是助眠还是破坏睡眠

简单来说，酒精具有镇静作用，有助于睡眠，使人更易入睡。然而对于多数人而言，晚上饮酒会让人夜里醒来次数变多，总体睡眠质量下降。因此，对于多数人而言，为了助眠而晚上饮酒是不明智的。

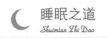

睡眠之道
Shuimian Zhi Dao

第四节　肥胖与睡眠

引发肥胖的原因较多，有遗传性因素，也有生活习惯因素。考虑到肥胖与生活习惯的关系较大，故而将肥胖与睡眠的问题放在本章探讨。

一、睡眠不足引起肥胖

越来越多的证据表明，睡眠不足的人比每晚睡 7～8 小时的人更有可能变得肥胖。睡眠不足可能是当代社会肥胖日益流行的重要原因之一。为何睡眠不足会引起肥胖，研究人员对此给出了如下几种解释。

1. 睡眠不足可增加能量摄入

（1）饥饿加剧。睡眠不足可能会改变控制饥饿的激素的水平。例如，一项研究发现，睡眠不足的年轻男性的饥饿激素水平较高，而瘦素水平较低，饥饿感和食欲也相应增加。

（2）给人们更多的时间吃饭。每晚睡得少的人可能会比睡眠充足的人吃得更多，因为他们有更多清醒的时间。最近，一个小型实验室研究发现，那些睡眠不足并被美味小吃包围的人往往会吃更多的零食，他们在实验额外增加的夜间清醒时间里更是如

118

此，当他们睡眠充足时却不会这么做。

（3）鼓励人们选择不太健康的饮食。一项针对日本工人的研究发现，与睡眠超过 6 小时的工人相比，每晚睡眠不足 6 小时的工人更有可能采取不健康的饮食模式。

2．睡眠不足可减少能量消耗

（1）减少体力活动。睡眠不足的人白天更累，因此可能会限制他们白天的体力活动。一些研究发现，与睡眠充足的人相比，睡眠不足的人倾向于花更多的时间坐着、花更少的时间运动，且更少进行体力活动。

（2）降低体温。在实验室中发现，睡眠不足的人的体温往往会下降，而体温下降可能导致能量消耗减少。

二、睡眠太多引起肥胖

理论上，由于睡觉时能量消耗水平一般低于清醒状态，因此，睡眠时间过长可能导致能量消耗减少，无法及时消耗的热量转化为脂肪，进而引起肥胖。从数据来看，睡眠时间过长确实与肥胖发生率增高有关。但也有研究者认为二者非因果关系，仅仅是相关关系。

三、晚睡与肥胖有关

根据哈佛大学医学院网站 2021 年的报道，一项研究表明，晚睡与肥胖有关。与晚上 8 ～ 10 点就寝者相比，晚睡者肥胖或腰围过大的风险增加了，而凌晨 2 ～ 6 点睡觉的人风险更高。白天长时间小睡也会增加腹部脂肪堆积的风险，尤其是女性。研究人员推测，推迟就寝时间会改变昼夜节律，这会增加应激激素皮质醇的分泌。皮质醇分泌水平增高可能会导致暴饮暴食，最终导致肥胖和腹部脂肪堆积。

四、肥胖引起的睡眠问题

肥胖是阻塞性睡眠呼吸暂停综合征的重要致病因素。超重和肥胖人群中阻塞性睡眠呼吸暂停综合征的患病率可达31%，远高于正常体重人群。斯坦福大学研究员 Christian Guilleminault 估计，有70%的阻塞性睡眠呼吸暂停综合征患者体重超重或者肥胖。随着肥胖发生率的增长，继发的阻塞性睡眠呼吸暂停综合征患病率增长问题在我国日益突出。肥胖导致阻塞性睡眠呼吸暂停综合征的机制迄今尚未完全明确，目前认为主要与上呼吸道局部发生病理改变，导致咽喉塌陷性增加、肺容积减小和气道扩张肌肌肉张力的调节机制障碍等有关。另外，向心性肥胖和腹部及咽壁的脂肪堆积在阻塞性睡眠呼吸暂停综合征发病中也扮演了非常重要的角色。

第五节　与伴侣同眠

在你生命中的某些时间，你可能会和伴侣同床共枕。在恋爱初期，双方长时间相拥着，睡在彼此身边会感觉很舒服。但最终你或你的伴侣可能会花更多的时间在床上争夺空间，而不是整夜拥抱在一起。有研究表明，伴侣的睡眠姿势暗示了伴侣之间当下的关系是否良好。

一、与伴侣同眠的问题

许多人选择与伴侣同床共枕，虽然这可能是伴侣关系最初几个月的亲密表现，但与伴侣同眠会影响伴侣之间的关系。由单人睡眠改为与伴侣同眠，个人的睡眠满意度也会受到影响。

与伴侣同眠可能意味着你要选择全新的睡眠姿势，而成年人倾向于整夜变换睡眠姿势。挪威科技大学 2017 年发表的一项研究表明，普通人每夜约 54% 的时间为侧睡，约 38% 的时间为仰睡，约 7% 的时间为趴着睡。如果同床共枕限制了你的活动空间，使你无法在舒适的姿势之间变换，那么醒来时你可能会发现身体出现僵硬和疼痛的状况。

二、与伴侣同眠的好处

与伴侣同眠会对你的心理健康产生积极的影响。伴侣之间的亲密关系超越了性，当你与伴侣同眠时，你们的心律会变得同步。如果你们在睡觉时保持身体接触，那会带来更多的好处，如可以促进催产素的释放，这有助于舒缓压力。

与伴侣同眠也可以改善睡眠。有证据表明，与伴侣同床共枕增加了快速眼动睡眠，延长了睡眠时间，改善了睡眠质量。

三、伴侣的睡眠姿势意味着什么

英国心理学家 Corinne Sweet 与一家连锁酒店合作，调查了2000 对伴侣的睡眠姿势。这位心理学家完成调查后，对不同睡眠姿势可能表明的情况提出了自己的见解。当然，针对这些不同睡眠姿势的含义还需要进行进一步的研究。

1."调羹"

调羹姿势是浪漫伴侣的一种经典睡姿，两人侧卧，一人面朝另一人的后背。据报道，18% 的夫妇晚上睡觉时采用调羹姿势。研究人员发现，睡得越远，伴侣的关系就越疏远。如果你和你的伴侣用调羹姿势睡眠，这可能表明你们的关系很亲密。

在温暖的月份，调羹姿势对某些人来说可能太不舒服了。如果你想要一个不会让你过热的亲密睡眠姿势，你们可以试着分开睡觉，如面对面的睡姿。在这个姿势下，你可以轻触对方的手而不是拥抱。

2. 背对背

背对背睡觉时，夫妻双方都侧卧，但面朝相反的方向。如果一方以胎儿的姿势睡觉，则可能表明他（她）可能有焦虑情绪，可以在睡觉前留出 5 分钟时间互相沟通，解决焦虑，这可能会有好处。背对背的睡眠姿势意味着你在你们的关系中是舒适和安全的，不需要通过不断的接触来获得安全感。采用背对背睡眠姿势的伴侣，其关系可能维持得更久，因为他们更看重睡眠的舒适性。

3. 悬崖边的睡眠

当你和你的伴侣睡在床的两边，彼此之间的距离尽可能地远，这可能表明你们的关系出了问题，也许你们最近有过争吵或分歧。花点时间冷静一下是处理感情危机的一种适当的方式。

4. "盘根错节"

这种与你的伴侣缠结睡眠的姿势，也被称为"恋人结"，这是一种亲密的睡眠姿势，这种睡姿是指面对面相互拥抱，双腿相互缠绕。据统计，有 8% 的夫妇以这种姿势睡觉。这可能表明你和你的伴侣关系非常亲密。这也可能意味着你们正处于亲密关系的早期阶段，并享受着这个阶段的甜蜜。保持这种姿势时间久了可能让人不舒服，因此，许多伴侣保持这个姿势只有几分钟，然后就换到其他姿势。

5. 头靠肩

把你的头放在伴侣的肩膀上，当他（她）仰卧时，手臂搂着你，这不仅是一种亲密的姿势，也是一种保护的姿势。只有4%的夫妇以这种姿势睡觉。也许你是因为压力而倾向于采用这个姿势，而你的伴侣下意识地抱着你，让你感到安全和受到保护。这个姿势会干扰脊柱的正常排列，它还可能导致颈部疼痛或手臂麻木，所以，这不是一个可以通宵保持的睡姿。

四、如何与你的伴侣睡得更好

人们经常抱怨伴侣的辗转反侧让自己睡不好。睡眠中断可能由各种各样的问题引起，一张旧床垫也可能是其中之一。购买一张专为伴侣设计的床垫可能是改善伴侣睡眠的重要一步。新床单、新被子、新枕头可能会让你感觉更舒服、更快入睡。尝试其他的睡眠辅助工具，可以帮助你与伴侣一起睡个好觉。另外，和伴侣谈谈彼此觉得最舒服的睡眠方式，双方相互协商找到一个最合适的睡眠方式。虽然夫妻睡在一起是天经地义的，但分开睡对某些人来说可能更好。如果选择分开睡，那就做好伴侣间的沟通，不要因为分开睡而影响你们的关系。

第六节 性爱与睡眠

人一生中有三分之一的时间是在睡眠中度过的，睡眠是生命的必需品，人不能没有睡眠，睡眠对于人体健康起着至关重要的作用。

世界卫生组织将性健康定义为"与性有关的身体、情感、心理和社会健康状态；不仅仅是没有疾病、功能障碍或虚弱。性健康需要对性行为和性关系采取积极和尊重的态度，以及在没有胁迫、歧视和暴力的情况下获得愉快和安全的性经历的可能性。为了获得和维持性健康，所有人的性权利都必须得到尊重、保护和实现"。性健康对于个人、夫妻和家庭的整体健康乃至社会与经济发展至关重要。

尽管睡眠和性在整体健康中起着重要作用，但性与睡眠之间的关系却常常被忽视。不过，幸运的是，近年来的科学研究已经开始揭示性与睡眠之间的一个重要的双向的联系。

虽然还有更多的研究要做，但迄今为止的科学证据表明，高质量的睡眠可以促成更好的性生活，健康的性生活也可以促进睡眠的改善。

一、睡眠如何影响性

研究发现，夜间睡眠以多种途径影响性。

（1）最常见的睡眠障碍——失眠可能是导致性功能障碍的一个危险因素。

（2）女性睡眠不足可引起性欲低下与性唤起障碍。

（3）睡眠不足和睡眠中断会增加男性发生勃起功能障碍的风险。

（4）阻塞性睡眠呼吸暂停综合征与男性勃起功能障碍风险显著增高有关。

（5）阻塞性睡眠呼吸暂停综合征与女性性功能障碍也有关。

（6）上夜班会增加男性发生勃起功能障碍的风险。如果你经常上夜班但睡眠正常，那么出现性功能障碍的风险不大。但如果经常上夜班已经严重影响了你的睡眠，那你面临的性功能障碍的风险就比较大了。

（7）睡眠不佳还会影响伴侣关系，从而阻碍性健康。例如，睡眠不足的人更容易与伴侣发生冲突，从而影响伴侣间的亲密关系，让人更难以获得满意的性生活。

（8）睡眠不足可能令人们做出草率的性行为。睡眠不足的人更容易忽视危险性行为的风险，从而增加感染性病的可能，或者未做有效避孕而造成意外怀孕。

二、性如何影响睡眠

性行为通常有助于睡眠。性高潮后，人体会释放多种激素，这些激素可以让人产生愉快和放松的感觉，而性生活也会降低与压力有关的皮质醇激素水平。研究表明，这些激素的变化会导致困倦，使人更容易入睡。与伴侣发生性关系可以增强这种激素反应，更有利于睡眠。研究发现，在两性中，性生活对男性的这种影响比对女性更大，通常男性在性爱后很快就会入睡。然而，当两人在性生活中均达到性高潮时，性爱对男女双方睡眠的促进是相同的。从某种意义上讲，性爱之后男性很快入睡，女性入睡较慢，往往是因为男性达到性高潮，而女性还没有达到。

三、改善睡眠和性的步骤

睡眠和性之间的关系为你创造了一个机会来改善它们，从而提升你的整体幸福感。

1. 改善睡眠

对许多人来说，改善睡眠首先要向医生咨询。夜间睡眠问题和白天嗜睡可能是由潜在的睡眠障碍如阻塞性睡眠呼吸暂停综合征等引起的，这些睡眠障碍都有有效的治疗方法，诊断和治疗这些疾病可以改善睡眠和提高性生活质量。例如，研究发现，男性坚持治疗阻塞性睡眠呼吸暂停综合征可减轻勃起功能障碍。夜间工作者可以和医生谈谈如何在工作时间内优化睡眠，医生可以帮助解决其他可能干扰睡眠的问题。

睡眠卫生是保证睡眠质量的另一个重要方面。它包括睡眠环境和影响睡眠的日常习惯。改善睡眠卫生的具体建议包括：

（1）设置合适的温度，使用昏暗的照明，确保舒适的气味，并有一张最适合你的床垫，使卧室更具吸引力、更适合性爱与睡眠。

（2）使用遮光窗帘、睡眠眼罩、白噪声机器、耳塞等消除光线或噪声对睡眠的干扰。

（3）保持一个稳定的睡眠时间表，包括在非工作日。目标应该是每天有相同的起床时间和就寝时间。

（4）避开那些会影响夜间睡眠的事物与行为，如酒精、烟草、咖啡因、临睡前吃大餐以及长时间午睡。

（5）将卧室打造成无电子产品区。这意味着睡前 30 分钟要把手机、笔记本电脑和平板电脑等收起来。

（6）每天抽出时间进行体力活动和接触自然光。

（7）学习放松技巧，并将其融入每晚的日常活动中，为睡眠做准备。

努力改善睡眠卫生可以帮助你每天获得更多更好的睡眠。这些健康的生活习惯也可以改善你的性生活。

2. 改善性健康

改善性健康，包括有规律的令人满意的性生活，可以促进你的健康，并促进更好的睡眠。

与睡眠问题一样，与医生讨论任何与性健康或性功能障碍有关的问题是很重要的。虽然许多人羞于提出这些问题，但与医生坦诚地讨论这些问题是有益的。请记住，性问题是很常见的，医生们都经过专业的训练，可帮助你解决这些问题。

性健康包括三方面内容，即生殖健康、性心理健康、性生理健康。改善性健康涉及解决性行为或性满足的问题，应采取安全的性行为，以及检测是否感染性病。

　　对一些夫妇来说，性治疗可以提供一些实用的建议来增强亲密感和性满足感。尽管关于如何拥有更好的性生活的一般性建议随处可见，但与医生沟通可以结合更有效的基于科学证据的方法来塑造更有价值的性生活。

第七节　与宠物同眠

　　养宠物的人往往非常喜欢和自己的宠物在一起，以至于有些养宠物的人喜欢在晚上与宠物同眠。那么宠物特别是常见的猫狗是否适合和人一起睡呢？答案是和宠物一起睡有利有弊，适不适合要看个人的具体情况。

　　妙佑医疗国际 2015 年发表的一项研究表明，美国 56% 养宠物的人和宠物一起睡。加拿大康考迪亚大学 2021 年发表的一项研究表明，在加拿大有孩子且养宠物的家庭中，34.6% 的少年儿童（11～17 岁）偶尔或经常与宠物一起睡。中国的比例可能没有这么高，但肯定也有不少人与宠物一起睡。研究表明，宠物可能更喜欢和人一起睡。以 Rachel Kinsman 为首的英国研究团队 2020 年发表的一篇题为 "Sleep Duration and Behaviours：A Descriptive Analysis of a Cohort of Dogs up to 12 Months of Age" 的论文就指出，如果有机会，超过 86% 的小狗会选择睡在人的旁边。

一、该让宠物和我一起睡吗

是否选择和宠物一起睡完全是个人的决定。和宠物一起睡可能会让你感觉舒适和安全，但它也可能会影响你的睡眠质量或让你过敏。好处是否大于风险，取决于你、你的宠物以及你所处的独特环境。

你可能会想，我应该让我的狗或猫跟我一起睡吗？接下来，笔者将探讨与宠物一起睡的好处和风险，以及更好地与宠物一起睡的技巧。

二、与宠物一起睡的好处

研究结果和人类的主观经验均表明，与宠物一起睡有多种好处。

1. 舒适和安全

有些人会为了自己的安全而选择养宠物，特别是养狗。家里养狗，客观上会减少或者避免财产损失，而狗的存在也可以提高人的安全感。例如，在一项对美国女性的研究中，那些和狗睡在一起的女性有更强的安全感。

对于经历噩梦的创伤后应激障碍（post-traumatic stress disorder，PTSD）患者，医疗服务犬可以给他们带来安全感。经过训练的创伤后应激障碍医疗服务犬能够识别出一个人正在做噩梦的体征，因此，它们可以通过叫醒患者来结束噩梦。

2. 改善心理健康

多项研究表明，对于很多存在心理健康问题的人来说，即使他们的狗不是得到专业认证的医疗服务犬，但仍然可以起到改善他们心理健康的作用。

养宠物可以减少忧虑和孤独感，减轻心理疾病的症状，帮助调节情绪。与狗积极互动会提升成年人的催产素水平，降低儿童的皮质醇水平，而催产素增加和皮质醇减少与放松和减压有关。

大多数关于养宠物对心理健康有益的研究都是在参与者清醒的时候进行的，因此还不清楚人们和宠物一起睡觉是否也有这些益处。与宠物互动的放松效果似乎是由于身体的接触，和狗一起睡包括依偎和直接身体接触，可能会减轻压力和增加放松感。

20 世纪末，澳大利亚学者 Bruce Headey 发表的一篇题为"Health Benefits and Health Cost Savings Due to Pets：Preliminary Estimates from an Australian National Survey"的论文指出，养宠物的人比不养宠物的人更少服用睡眠药物。

3. 提高免疫力

家中养猫狗显著影响家庭中发现的细菌的构成，进而影响家人的免疫力。研究人员假设，接触多种微生物有益于人类健康和增强免疫力，缺乏多样性接触可能是过敏和自身免疫性疾病增加的原因之一。过去的研究表明，抚摸狗会使身体产生免疫反应，因此，和狗一起睡可能会比仅仅在家养狗对免疫系统更有好处。然而在这方面人们还需要进行更多的研究。

宠物提供的免疫优势可能更有益于婴儿和儿童，因为他们的免疫系统正处于发育阶段。研究发现，一个人生命中的第一年如果和猫一起生活，那么在 18 岁时他（她）对猫过敏的风险会降低一半。与之类似，生命中的第一年如果和狗一起生活，成年后对狗过敏的风险也会明显降低。在生命的第一年接触两只或两只以上的猫狗也会降低一个人成年后出现其他类型过敏的可能性，如尘螨过敏。

4. 促进身体健康

有证据表明宠物在很多方面可以促进人类健康，例如，降低胆固醇、甘油三酯及血压。养狗与降低死亡风险呈正相关，这很可能是因为养狗可以对心血管健康起到积极作用。一项早期研究发现，抚摸狗能降低血压和心率。如果抚摸你的宠物可能对健康有益，那么晚上抱着宠物睡觉可能也有益处。

三、与宠物一起睡的风险

虽然和宠物睡在一起给很多人带来快乐，但是和宠物睡在一起对一些人来说可能会带来风险。

1. 过敏

美国有数百万对宠物过敏的人和宠物住在一起。然而，美国国家环境健康科学研究所建议，对宠物过敏的人不要让宠物进入卧室，哪怕在白天，这是为了避免在你睡觉时接触到它们的毛发和皮屑。

尽管婴儿时期接触宠物会降低一个人对宠物过敏的可能性，但研究表明，成年后第一次养宠物可能会使人更容易对宠物过敏。成年后第一次养猫也被发现与湿疹有关，湿疹是一种与过敏有关的皮肤疾病。如果你认为你的宠物可能会令你有过敏反应，那么建议你就诊并做过敏测试。

2. 微生物暴露

事实上，宠物把更多的微生物带到你的家里既有好处，也有缺点。一方面，接触更多种类的细菌和其他微生物有助于增强人体免疫力。另一方面，宠物也会带来有害的细菌、病毒和寄生虫，养宠物的家庭会面临患人畜共患病（zoonoses）的风险。人畜共患病是指在脊椎动物与人类之间自然传播、由共同的病原体引起、流行病学上又有关联的一类疾病。

研究人员说，人们和宠物一起睡觉而出现过敏症状的情况是不常见的，但这是完全有可能的。那些更容易感染的人，比如小孩、免疫力低下的人、有开放性伤口的人，最好避免和宠物一起睡觉。

宠物的主人应该明白，让你的宠物舔你的脸会增加你患各种疾病的风险。

3. 睡眠质量下降

一项研究表明，20％的人认为，他们的宠物只要和他们睡在同一个房间里就会影响他们的睡眠。

与狗一起睡对睡眠质量的影响可能相对较小。然而如果你想要狗多陪伴你，又想有相对好的睡眠，那么可以让狗睡在卧室的其他地方而不是床上。妙佑医疗国际 2015 年的一项研究表明，与让狗睡在卧室的其他地方相比，和狗睡在同一张床上会降低睡眠质量。

不同类型的宠物与人类同眠对人类睡眠质量的影响可能是不同的。一项研究发现，与狗同眠的女性比与猫同眠的女性在睡眠中受到的打扰更少。另一项研究发现，养猫与晚上睡眠达不到 7 小时存在一定的联系。然而，在得出猫对人类睡眠更具破坏性的结论之前，还需要进行更多的研究。

动物的睡眠模式与人类的睡眠模式不同，与宠物一起睡觉有时会引起不和谐是有道理的。如果你觉得和宠物同床睡觉会扰乱你的睡眠，可以考虑让你的宠物睡在你卧室的其他地方或者睡在你的卧室之外。

4. 潜在的伤害

宠物的撕咬会造成伤害并传播疾病，狗更可能在被弄醒后咬人。美国兽医协会建议，不要去抚摸正在睡觉的狗，以免被咬伤。一项研究发现，6％的狗咬人之前正在睡觉或休息。牙买加的一项研究发现，睡在卧室里的狗咬人的概率是睡在卧室之外的狗的2倍。

儿童比成年人更容易被狗咬伤，这可能是因为儿童不善于识别狗的恐惧或攻击的迹象。但这并不是说孩子一定不能和狗睡在一起，而是家长不应让孩子和以前已经显示过攻击性的狗睡在一起。

四、与宠物一起睡的几个建议

如果你真的决定和你的宠物一起睡觉，可以试试下面的建议：

（1）使用合适尺寸的床和床垫。为了减少转换睡姿时受到干扰，应确保你的床和床垫足够大，足以容纳你、你的宠物和其他与你同床睡的人。

（2）做好卫生工作。良好的卫生是防止有害微生物传播的关键。定期清洗你的被褥，以及你带进卧室的宠物用品。如果你的宠物在外面待过，你也可以考虑给它洗个澡或者擦一下身体，以防灰尘和室外过敏原进入卧室。

（3）定期看兽医。让你的宠物远离疾病也能保护你。确保你的宠物接种了它应该接种的疫苗，并定期给宠物驱虫。

（4）不要让宠物舔你的脸或伤口。尽量避免让你的宠物舔你的脸或任何开放性的伤口，因为它可能会将疾病传染给你。

（5）睡前遛一遛宠物。尽可能在睡前遛一遛你的宠物，让它们有最后一次上厕所的机会，这有助于消耗它们多余的能量。

这样，它们上床后会动得更少，对你睡眠的打扰也就更少了。

（6）保持一贯的就寝时间。和人类一样，动物也有昼夜节律支配着它们何时困倦和何时清醒。每天大约在同一时间睡觉和起床可能有助于你和你的宠物保持相似的睡眠节律，防止失眠。

即使宠物的睡眠模式与人不同，许多人也可以通过做一些调整成功地与宠物一起睡觉。为了确保你和你的宠物都能睡得好，要警惕床上过热或任何其他表明你的宠物可能睡不好觉的迹象。太小的宠物不应与人一起睡，以免小宠物受伤。

第八节　养成良好的助眠生活习惯

阅读本书前，各位读者可能已经通过各种渠道看到过五花八门的助眠技巧，这些技巧可能是对的，也可能是偏颇的。在本节，笔者将基于科学理论给大家介绍对睡眠有益的生活习惯，坚持这些生活习惯基本不需要额外花钱。国内的医学组织制定了一批有关睡眠障碍的医学指南。有点遗憾的是，针对非患病的普通人群，国内相关组织未制定改善睡眠的指南。2011 年 8 月，美国卫生与公众服务部（United States Department of Health and Human Services，DHHS）、美国国立卫生研究院（National Institutes of Health，NIH）、美国国家心肺血液研究所（National Heart Lung and Blood Institute，NHLBI）联合推出了《健康睡眠指南》（*Your Guide to Healthy Sleep*）（2011 年版），这是目前世界上流传最广的针对非患病人群的睡眠指南。截至 2023 年，时间已经过去了12 年，这部《健康睡眠指南》仍未更新，但是其中的多数内容也并未过时。本节的助眠生活习惯建议主要参考《健康睡眠指南》，同时参考了其他权威组织的建议以及最新的学术论文。

一、每日规律作息

为了达到健康睡眠的状态，你需要在每天晚上同一时间睡觉，每天早上同一时间起床，周末也要如此。如果工作日总是晚睡早起，那么睡眠不足造成的睡眠负债仅靠周末补觉是不能完全补回来的，且周末晚起后周一再早起，身体也很难适应。因此，坚持每日规律作息，每天都有充足的睡眠是非常重要的。

除上述三个机构发布的《健康睡眠指南》把该条建议放在第一位之外，美国疾病控制与预防中心网站也把它放在第一位，妙佑医疗国际也把它作为获得更好睡眠的建议的第一位。

当然了，即使是睡眠习惯很好的人也不可能每天都在同一时间轻松睡着。如果某一天你卧床后约 20 分钟还没有睡着，不要继续躺着，离开卧室做一些放松的事情，如阅读或听舒缓的音乐，感到累了再回去睡觉。需要注意的是，20 分钟后没睡着就起床并不是让你躺下后不停地看表，对此不用太刻意，否则反而可能破坏你的睡眠。

二、锻炼身体

坚持锻炼身体有助于夜间睡眠，几乎是所有主流机构的共

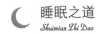

识。至于最晚几点锻炼不会影响睡眠，这与每个人的体质以及运动量大小有关，大家多尝试几次就知道了。

三、睡前避免摄入咖啡因和尼古丁

对于绝大多数人而言，睡前喝咖啡或抽烟都会影响睡眠，因此，睡前避免喝咖啡和抽烟是很重要的。咖啡因代谢速度很慢，一般人睡前 3～4 小时不要喝咖啡，对咖啡因敏感的人最好睡前 8 小时就不要喝咖啡了。除咖啡之外，部分巧克力及茶也含咖啡因，睡前也要避免这些含有咖啡因的食品和饮料。

四、睡前避免饮酒

对于多数人而言，睡前应避免饮酒，只有少数人睡前小酌可能也无妨。如果你没有把握，那还是睡前不饮酒为好。

五、睡前避免吃大餐以及大量饮水

睡前吃大餐或者大量饮水都会影响睡眠。如果晚饭吃得早，睡前又饿了，可以稍微吃一点水果或坚果。睡前口渴可以稍微喝一点水，但不要大量喝水，避免起夜。

六、尽可能避免使用影响睡眠的药物

一些常见的治疗心脏、血压、哮喘问题的处方药和治疗感冒、咳嗽、过敏的非处方药都可能影响你的睡眠。如果你有睡眠

问题，那么可以向医生咨询，以确认是不是正在服用的药物导致
你失眠，如果可以的话，用其他药物替代引起你失眠的药物，或
者通过改变服用时间来减轻或消除因药物引起的失眠问题。

七、避免过晚或过长时间的小睡

之前的章节已经讲过，一般来说，下午 3 点之后的小睡或较
长时间的小睡可能会影响夜间睡眠，应该尽量避免这样的小睡。

八、睡前放松

睡前既要避免过度的体力活动，又要避免过度的脑力活动，
睡前让自己的大脑放轻松有助于睡眠。具体来说，读一读纸质书
或听一听助眠的音乐都是不错的选择。

九、睡前洗温水澡

睡前洗温水澡得到了《健康睡眠指南》和妙佑医疗国际的
共同推荐。2019 年 3 月 19 日，美国一研究团队在著名的睡眠医
学期刊 *Sleep Medicine Reviews* 上发表了题为 "Before-bedtime Pas-
sive Body Heating by Warm Shower or Bath Toimprove Sleep: A Sys-
tematic Review and Meta-analysis" 的研究论文，该团队通过对
5322 项研究数据的回顾后发现，睡前 1～2 小时洗 40～42.5 ℃
的温水澡，可以显著改善人的整体睡眠质量，同时将缩短约 10
分钟的入眠时间，使人更快、更好地入眠。

另外，大量的其他研究已经证实，足浴对于睡眠质量的改善也有积极作用。

因此，如果想要快速、更好地入眠，在睡前 1 ~ 2 小时进行最短 10 分钟的温水淋浴、泡澡或足浴是不错的选择。

十、营造良好的睡眠环境

保持房间凉爽、黑暗和安静。夜晚的光线可能会增加入睡难度，避免在睡前长时间使用各种带有屏幕的电子设备，比如电视、手机、电脑等。考虑使用深色遮光窗帘、耳塞、空调或其他设备来创建适合需求的睡眠环境。《健康睡眠指南》和妙佑医疗国际均建议保持卧室凉爽，但均未给出具体的卧室温度建议。每个人对温度的感觉是不同的，大家可以参考之前的章节，结合自己的实际情况设定一个合适的偏凉爽的卧室温度。

十一、选用合适的寝具

《健康睡眠指南》也强调了使用舒适的床垫和枕头对良好睡眠的促进作用。至于如何选择合适的寝具，请参见本书第四章"寝具"。

十二、早晨接受日光照射

日光对于调节人体的昼夜节律是非常重要的。尽可能每天早晨接受 30 分钟的日光照射。如果你有失眠问题，那么早晨接受日光照射的时间需要延长到 1 小时，晚上尽可能少地接受人工光线的照射。

如果你不想让日光里的紫外线损害自己的皮肤，那可以在早晨使用灯箱作为替代方案。

十三、睡眠问题严重时去看医生

几乎每个人都会遇到偶尔失眠或者其他睡眠问题，但如果你的睡眠问题比较严重或者持续时间很长，建议到医院就诊并由医生做出诊断。如果你的症状属于医学定义的睡眠障碍，那么医生将为你做专业的治疗。

睡前数羊是全世界流传很广的一个助眠方法，但这种助眠方法没有科学道理，实验研究也证实睡前数羊并不能助眠。

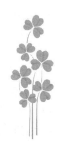

第六章　梦

第一节　有关梦的科学常识问答

问：每个人都做梦吗？

答：科学界普遍认为，每个成年人都会做梦，但关于"未成年人从几岁开始做梦"这个问题则尚存在争议。有科学家认为胎儿发育晚期在母亲子宫里已经开始做梦；也有科学家认为胎儿乃至婴幼儿的大脑发育很不完善，大脑受到的外部刺激也不充分，还不会做梦。因此，有些科学家认为儿童3岁左右开始做梦，也有科学家认为儿童在更大的年龄后才开始做梦。

问：动物做梦吗？

答：关于动物是否做梦尚存在争议。

问：为什么人会做梦？梦有目的或功能吗？

答：很遗憾，关于人类为什么会做梦，学术界有多种猜想，但这些猜想都未被证实。目前，没有人能最终证明梦本身有什么特殊的目的或功能，但推测梦可能有以下功能：

（1）有助于脑功能的修复与完善，增进记忆。

（2）有调节心理平衡、稳定情绪的功能。

（3）给人带来灵感。

（4）有传递早期信息、预示疾病发生的功能。

问：人经常做梦吗？

答：正常成年人每晚经历 4 ～ 6 个睡眠周期，也就是经历 4 ～ 6 次快速眼动睡眠。一个成年人如果从快速眼动睡眠中被唤醒，那他（她）有 90% ～ 95% 的概率正在做梦。也就是说，仅在快速眼动睡眠期间，一个人每晚就做梦 4 ～ 6 次。近年来，科学家发现在非快速眼动睡眠期间人也会做梦，只是非快速眼动睡眠期间做梦的概率和次数更难被统计。

问：为什么有些人认为自己很少做梦？

答：这些人并非很少做梦，而是忘记了自己做的大部分梦。国外研究认为，95% 以上的梦都会被人忘记。梦的遗忘又分两种情况：一种是早晨醒来时没有做梦，醒来时已经把昨晚做的梦全都忘记了；还有一种是早晨从梦中醒来，本来是记得最后这个梦的，但这个梦的内容很平淡，几分钟后就把这个梦忘记了。除了少数令人大悲大喜的梦，多数的梦总是很容易被忘记。科学界尚未弄清楚梦的遗忘机制，但梦容易被遗忘是个事实。

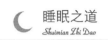

问：为什么有些人觉得多梦影响自己休息？

答：多梦影响休息的实质往往是当事人夜间多次觉醒，影响他（她）睡眠的并不是他（她）做梦比以前多了或者比别人多了，而是夜间觉醒次数多了。夜间多次觉醒会降低睡眠质量。遇到这种情况要思考的是如何减少夜间觉醒次数，让自己睡得更安稳。当然，这里的多梦指的不是那种很恐怖的噩梦。如果夜间做的都是能把人吓醒的噩梦，那么这种"多梦"本身就影响睡眠，如何减少做噩梦可参考本章第二节相应内容。有些人夜间觉醒次数变多是因为得了失眠障碍，有些人夜间觉醒次数多且自我感觉多梦是因为得了发作性睡病，而有些人夜间觉醒次数变多但可以快速再次入睡是没患任何疾病的。如果你感觉多梦已经影响你的休息，可以去看睡眠科医生，如果医生诊断你没有患病，那么放下心理包袱就好。

问：盲人做梦吗？如果盲人做梦，他们在梦里有视觉吗？

答：盲人也做梦。盲人梦里有无视觉取决于他（她）是先天失明还是后天失明。先天失明的盲人梦里也不会有视觉，因为他（她）从未看见过任何物体。当他（她）的大脑在睡眠中被激活时，他（她）无法调出任何图像。后天失明的人曾经有过视觉，他（她）曾经看见过这个丰富多彩的世界。当他（她）清醒时，他（她）也可以想象各种各样的图像。当他（她）夜晚做梦时，他（她）同样可以看到这个丰富多彩的世界。

问：梦可以预测未来吗？

答：不能。没有任何可靠的科学证据支持"梦可以预测未

睡眠之道

来"的主张。之所以有人认为梦可以预测未来，完全是把梦境与现实的偶然巧合当成了"正确的预测"。心理因素有时会让人深刻记住梦境与现实的一次巧合，而忘记梦境与现实千百次的不同。

问：对梦境内容需要分析解释吗？

答：古往今来有许许多多的人在做着释梦的工作，他们告诉你，梦境内容往往不能按表面去理解，要去分析梦境内容背后隐藏的东西。中国古代有《周公解梦》；近现代最著名的释梦者是思想家西格蒙德·弗洛伊德，他著有《梦的解析》一书。弗洛伊德也曾渴望他的理论有一个坚实的脑科学基础，然而在他那个年代脑科学还极不发达，因此，《梦的解析》并没有建立在坚实的脑科学基础上。现代研究梦的科学工作者主要是神经科学工作者，他们对梦的研究方法和弗洛伊德的理论关系不大。一般认为，多数的梦并不需要去挖掘它背后的潜意识，比如你最近很想念一个亲友，然后你就梦到了他，这不需要什么潜意识或其他复杂理论去解释，只是"日有所思，夜有所梦"。也许只有少数的梦需要去挖掘它背后隐藏的潜意识，但关于如何分析潜意识，释梦者之间有时也很难达成共识。也许未来会有很好的释梦方法，但现在的释梦方法往往无法被证实有科学依据，也无法被证伪。

问：梦真的能带给人灵感吗？

答：人们听过很多有关梦带给文学家、艺术家、发明家灵感的故事，梦真的有可能带来灵感吗？是的，梦的确给一些人带来了灵感，只是这种梦被记录的概率较低。不过，2023 年 5 月 15 日发表在 *Scientific Reports* 上的一篇文章总结分析了这类梦的规律。该研究发现，最有助于产生灵感的梦不是来自大家最熟悉的快速眼动睡眠期间的梦，而是非快速眼动睡眠 N1 期做的梦。那么如何增大做这种梦的概率呢？一般来说，人在梦中醒来时最容易记住梦的内容，如果你想要记住 N1 期的梦，那最好是在 N1 期醒来。N1 期一般持续 3 ~ 7 分钟，也就是说你要在睡着 3 ~ 7 分钟后醒来，如果取平均值就是 5 分钟。如果你白天小睡，一般躺下 10 分钟后能睡着，那么可以给自己定个闹钟，15 分钟后叫醒自己。为了获得这种灵感，你可以尝试每天多次小睡，每次睡 15 分钟。

问：可以干预梦境吗？

答：可能很多朋友都看过《盗梦空间》或者类似的科幻电影及科幻小说。在虚构的科幻作品里，故事里的角色制造梦境或者进入他人的梦境，这很让人着迷。也许有一天人们真的可以随意制造美梦，并且预防噩梦的出现，还可以像玩游戏一样经对方同意后进入他人的梦境。但目前的科技水平还远远达不到那种程度。目前，有些方法如使用某些香薰可以让人做某种梦的概率增大一些，但实际概率无法保证，而且也只是使人做某种梦的概率大一些，而非精准控制梦的内容。

问：人做梦的时候可能知道自己在做梦吗？

答：多数人不知道自己在做梦，但少数人有时会做一种"清

醒梦"。在清醒梦里，做梦者知道自己正在做梦，且清醒梦可以
作为一种治疗梦魇障碍的手段，这在下一节会提及。

第二节　常做噩梦是病——梦魇障碍

　　和很多疾病的命名一样，梦魇障碍这一疾病首先是用英文命
名的，再由其他非英语国家直译成本国的语言。这一疾病的英文
名为 nightmare disorder，中文一般翻译为"梦魇障碍"，世界卫生
组织网站的中文网页也采用了这一译法，但也有译为"梦魇症"
或者其他名称。考虑到多数中文医学文献和世界卫生组织都使用
"梦魇障碍"这一译法，本书也沿用"梦魇障碍"这一说法。

一、什么是梦魇

　　汉语里经常使用"恶梦""噩梦""梦魇"3 个意思接近或
者相同的词。《现代汉语词典（第 7 版）》对噩梦的解释是"可
怕的梦"，对梦魇的解释是"睡梦中，因受惊吓而喊叫，或觉得
有东西压在身上，不能动弹"。梦魇是使人感到压抑的梦境，多
由睡眠姿势不正确、过度疲劳、大脑皮质过度紧张等引起。

　　当然，对于这 3 个词，其他汉语词典也可能有其他的解释。
在现代医学领域，"梦魇"一词有较严格的定义。在医学领域
里，"梦魇"的英文是 nightmare，而《韦氏词典（英英词典）》
对 nightmare 的解释是"一个通常让睡着的人惊醒的可怕的梦"，

这个定义能帮助区分梦魇和恶梦。虽然这两者都涉及令人不安的梦境内容，但梦魇通常会让你从睡梦中醒来，普通的恶梦则不会。因此，在汉语的医学文献里，恶梦相当于英文的 bad dream，这样的梦不会吓醒你；而梦魇是指通常能把你吓醒的可怕的梦，噩梦则等同于梦魇，相当于 nightmare 的另一种译法。在同一篇汉语医学文献里出现的"噩梦"和"梦魇"，意思完全相同。

梦魇通常发生在快速眼动睡眠期间，快速眼动睡眠是睡眠周期 4 个阶段中最频繁做梦的那一个阶段。梦魇在后半夜出现的频率更高，因为后半夜的快速眼动睡眠时间比前半夜长。

从梦魇中醒来后，人们通常能清楚地回忆起梦境内容，并会感到恐惧不安或焦虑，醒来后也可能发现自己出现心跳加快或出汗等症状。

二、什么是梦魇障碍

虽然大多数人都经历过梦魇，但只有少数人会患上梦魇障碍这种疾病。如果一个人频繁经历梦魇，睡眠、情绪和白天的正常工作生活受到干扰，那他（她）就可能患有梦魇障碍。

三、梦魇正常吗

在各个年龄段偶发梦魇都是正常的。研究表明，成年人平均每年经历一两次梦魇，10%～25% 的大学生每个月都会经历梦魇。不过，梦魇障碍就不那么常见了，研究表明，只有 2%～8% 的成年人面临梦魇障碍的问题。

儿童比成年人更多地面临梦魇问题。有报道表明，儿童的梦魇障碍发病率可达 15%。梦魇障碍最常见于 3～6 岁的儿童，随着儿童年龄的增长，梦魇障碍的发病率逐渐降低。

梦魇会影响男性，也会影响女性，但从青春期到中年，女性比男性更多地受到梦魇的困扰，而在儿童和老年人这两个群体中，梦魇的发生频率似乎没有性别差异。

四、梦魇为何会发生

关于人们为什么会有梦魇，学术界的意见并未达成一致。实际上，关于人们为什么会做梦，学术界也没有达成共识。很多专家相信做梦的部分原因是情绪的表达。那么，梦魇可能就是对恐惧和创伤的情绪反应的一部分。未来还需要更多的研究来解释梦魇发生的原因。

五、梦魇障碍和睡惊症有何不同

睡惊症有时被称为夜惊症，是一种与梦魇障碍有些相似的睡眠疾病。梦魇障碍和睡惊症主要有以下区别：

（1）梦魇障碍发生在快速眼动睡眠期间，而睡惊症发生在非快速眼动睡眠期间。

（2）梦魇障碍在后半夜更常见，而睡惊症在前半夜更常见。

（3）遭遇梦魇障碍的患者清醒后对梦有清晰的记忆，第二天往往还清楚地记得梦的内容；睡惊症患者完全清醒后往往缺乏对梦的记忆。

（4）遭遇梦魇障碍时患者的心率和呼吸频率只是轻度加快，而睡惊症患者的心率和呼吸频率显著加快。

六、触发梦魇的因素

许多因素都会导致更高的梦魇风险。

（1）心理健康状况。抑郁症、焦虑症、精神分裂症等心理疾病和精神疾病患者比普通人罹患梦魇障碍的概率更大。有些人压力较大或者有抑郁或焦虑的情况，医学诊断可能未到心理疾病和精神疾病的程度，但罹患梦魇障碍的概率也会较普通人更高。

（2）某些生理疾病。偏头痛、支气管炎、哮喘、阻塞性睡眠呼吸暂停综合征等慢性疾病患者遭遇梦魇的概率更高。心脏病或癌症也可能伴随梦魇发生。

（3）某些药物。使用左旋多巴与多巴胺受体激动剂、胆碱酯酶抑制剂、β受体阻断剂（如普萘洛尔）、某些抗高血压药、某些抗精神病药物、苯二氮䓬类药物、REM睡眠抑制剂等药物与更高的梦魇概率相关。

（4）酒精。饮酒可能引发梦魇。

（5）睡眠不足。长时间睡眠不足，遭遇梦魇的概率会增大。

（6）个人梦魇史。童年和青春期经常遭遇梦魇的人，成年后遭遇梦魇的风险也较大。

（7）遗传因素。虽然遗传因素对梦魇可能影响不大，但并非毫无关联。

（8）睡眠姿势。睡眠中胸部受压迫可能导致你出现梦魇。

（9）恐怖书籍和影视剧。对于一些人而言，阅读恐怖书籍或观看恐怖影视作品（尤其在睡前）可能引发梦魇。

七、出现什么情况该去看医生

一般认为，偶尔有梦魇是正常的，不需要看医生，但若出现以下情况之一，可以考虑去看医生。

（1）每周出现梦魇超过1次。

（2）梦魇影响了你的睡眠、情绪或者白天的活动。

（3）近期服用某种新的药物后开始出现梦魇。

梦魇往往和精神心理因素有关，因此，如当地医院无睡眠科，可以去精神心理科或神经内科就诊。就诊前如能写下自己近期的睡眠日记、梦境记录、白天活动情况、服药记录等信息，可以帮助医生更好地为你诊断与治疗。

到医院之后，医生经过专业诊断可以确定你是否罹患梦魇障碍或为其他情况，因此，保持对医生的合理信任是重要的。

八、梦魇障碍如何治疗

偶尔出现梦魇通常不需要做任何治疗。但是如果梦魇引发痛苦或扰乱睡眠并干扰白天的日常生活，则可能需要治疗。梦魇障碍的治疗方法主要有病因治疗、心理治疗、药物治疗，现简单介绍如下。

1．病因治疗

（1）基础疾病治疗。经过诊断，如果医生认为你的梦魇障碍与基础疾病相关，则会首先为你治疗基础疾病。

（2）其他病因治疗。积极与医生沟通，看是否存在其他非病理因素导致了梦魇。例如，若因睡眠中胸部受压迫导致梦魇，那么改变睡眠姿势即可。如果是看恐怖影视作品导致的梦魇，那就少看甚至不看。

2．心理治疗

梦魇的心理治疗也被称为谈话疗法，是一种旨在理解和调整消极思维的治疗方法。很多类型的心理治疗属于认知行为治疗（cognitive behavior therapy，CBT）的范畴。认知行为治疗是由A. T. Beck 在 20 世纪 60 年代发展出的一种有结构、短程、认知取向的心理治疗方法，主要针对抑郁症、焦虑症等心理疾病和不合理认知导致的心理问题。

目前有许多类型的认知行为治疗和其他心理治疗方法有助于减少乃至消除梦魇的发生。

第一，意象复述疗法。这种方法是通过在你清醒时更改你记忆中梦魇的结局，使结局不再构成威胁。在脑海中不断重复新结局，这种方法可降低梦魇的频率，效果理想时也可能会消除梦魇。具体方法：首先回忆梦境，尝试把梦境内容写下来，并改写梦的结局；然后反复朗读或者默念改写结局后的梦境内容，以此强化对新结局的记忆。

第二，暴露和脱敏疗法。许多梦魇都是由恐惧驱动的，所以可以利用对恐惧的可控暴露来减少人对它的情绪反应。这些"面对恐惧"的技巧包括自我暴露疗法和系统脱敏。

第三，治疗压力或焦虑。有些患者面对较高的压力或存在明显的焦虑，虽然噩梦的内容似乎与当时面临的压力或焦虑没有直接关系，但实际上可能存在间接的因果关系。如果可以通过各种治疗减轻压力或焦虑，则有望缓解梦魇的症状。

第四，催眠疗法。催眠疗法是一种在西方相对常见的心理疗法，有些医生也会将其用在梦魇障碍的治疗中。

第五，清醒梦疗法（lucid dreaming therapy，LDT）。清醒梦跟白日梦不同，清醒梦是做梦者于睡眠状态中保持意识清醒，做梦时知道自己正在做梦；白日梦则是做梦者于清醒状态中进行的冥想或幻想，而不进入睡眠状态中。清醒梦疗法则是利用这一点，让一个人有能力积极地改变噩梦的结局。这种疗法不是主流疗法，因为它有两个缺点：一是这种疗法更依赖做梦者自身的努力，医生能给予的帮助相对较小；二是做梦者必须通过训练才可以把噩梦变成清醒梦，这对于大多数人来说难度较大。

3. 药物治疗

药物不是治疗梦魇障碍的主流疗法，但在有些情况下，某些药物可以被用来治疗梦魇障碍。治疗梦魇障碍的药物主要是影响神经系统的药物，如抗焦虑药、抗抑郁药、抗精神病药等。这些

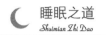
药物对一些病人有益，但也有副作用。另外，这些药物都是处方药，患者应在医生指导下使用。

九、怎样才能停止做噩梦

如果你或你的孩子的噩梦已经影响了日常生活，那么可以去看医生，和医生充分沟通，找出做噩梦的潜在原因，并根据做噩梦的原因找出解决的办法。

很多时候医生也无法确定你做噩梦的原因，难以为你提供好的建议。那么通过以下几个简单的措施，也可能减少或者消除做噩梦的情况。

1. 保持固定的睡眠时间

在固定的时间就寝和起床，以保持充足的睡眠。一个人长期睡眠不足会导致睡眠周期不规律，使快速眼动睡眠每晚出现的次数和时间均增加，从而可能会导致更多的噩梦。而充足且规律的睡眠则会减少噩梦出现的次数。

2. 做一些让你放松的活动

睡前做一些能让你放松的活动，可以是气功、太极、瑜伽，也可以是简单的冥想、深呼吸、洗温水澡。你还可以考虑在睡前读书，但一定要读纸质书，并且书的内容不能让你情绪激动。

3. 睡前避免咖啡因、大餐、酒精

咖啡因会使神经中枢兴奋，致使你更难放松和入睡。睡前吃大餐会影响你入睡，睡前饮酒也会导致下半夜快速眼动睡眠反弹，这可能会导致噩梦。因此，晚上最好尽量避免摄入咖啡因和酒精、吃大餐。

4. 避免睡前使用手机或电脑

睡前使用手机或电脑会增强你的大脑活动，使你难以入睡。如果屏幕涉及恐怖的画面或文字，则可能更容易做噩梦。为了避免这种情况，睡前尽量不要使用电子产品。如果确实需要使用，注意控制时间，避免看到恐怖的画面或文字。

5. 营造舒适的睡眠环境

你的卧室应该让你有一种平静的感觉。为卧室设定一个合适的温度，并避免多余的光和声音。

6. 提供语言安慰

如果你的孩子受噩梦困扰，请耐心安慰他（她）。当孩子从噩梦中惊醒后，迅速安慰孩子可以防止其当晚再做噩梦。如果你的伴侣有时像孩子一样脆弱，那么像安慰孩子一样安慰做噩梦的伴侣也很有必要。

7. 提供安慰措施

对有些胆小或者最近经历梦魇的孩子，让孩子与喜欢的毛绒玩具、抱枕或其他慰藉物睡在一起，可能会让孩子感觉更踏实，从而减少梦魇的发生。如果孩子想和宠物一起睡，且过往没有过敏和其他特殊情况，就可以让他（她）和宠物一起睡。

8. 使用夜灯

有些做噩梦的人会非常恐惧黑暗，可以使用夜灯让心情保持平静。夜灯的光线尽可能暗一些，以免影响睡眠。夜灯的光线颜色最好选琥珀色、红色、橙色，不要选择蓝光或紫光。

第三节　说梦话是可以不治疗的病——梦语症

一、说梦话是病吗

国内外主流的医学专家都认为说梦话是一种病。《神经病学名词》和《睡眠医学（第2版）》均将其命名为梦语症（sleep talking）。《神经病学名词》对梦语症的定义是"在睡眠中无意识地讲话、唱歌、哭笑或发出声音，清醒后本人不能回忆。可因情感应激、发热或其他类型的睡眠障碍促发"。《睡眠医学（第2

版)》对梦语症的定义是"在睡眠中无意识地讲话或发出声音，清醒后不能回忆"。虽然从医学角度上说梦话算是一种病，但说梦话通常是无害的，所以多数情况下可以不做治疗。

二、梦语症有多普遍

根据《睡眠障碍国际分类（第 3 版)》，一生中至少说过 1 次梦话的人占全体人口的 66%，最近 3 个月至少说过 1 次梦话的人占全体人口的 17%。说梦话的男性比率与说梦话的女性比率基本一致。

三、梦语症具体有什么症状

人们睡觉时可能会发出各种各样的声音，这些声音包括从胡言乱语和喃喃自语等难以理解的发音到非常复杂和相对清晰的话语。以下声音被认为是医学范畴内的梦话：

（1）从他人无法理解的咕哝到清晰句子的各种声音。

（2）笑。

（3）大声喊叫。

（4）口哨声。

（5）呻吟声。

2017 年，法国 Isabelle Arnulf 团队的一项研究发现，59% 的梦话都是非正式语言，包括咕哝、大笑、喊叫。其余的梦话与正常的说话有许多相似之处。例如，它通常遵循典型的语法标准，中间也会停顿，就好像在和别人正常说话一样。许多被记录下来的梦话都是否定的、感叹的。实际上在睡眠中最常说的词汇是"不!"。

除了睡梦中偶尔说几句脏话，有些人说梦话时会透露出更多的信息。如果你是一个爱说梦话的人，你可能会不小心在睡眠中说一些你清醒时不想说的话。有时你的梦话会透露你的秘密，有时你的梦话涉及的内容并非秘密，但却是你在清醒时认为不应当讲出来的话。尽管如此，大多数时候梦话是完全无害的，听众很难理解大多数的梦话。

每次说梦话的时间往往很短，较少会有长时间的梦话，整个过程可能只涉及几个词或几句话。对于梦话内容的来源，学术界还未有一致结论，梦话内容可能与一个人的生活、最近的事件或清醒时的对话没有任何明确的联系。一些证据表明，有时梦话可能与梦有关，但并不是所有的梦话都与梦境活动密切相关。

四、为什么人们会说梦话

被某人在睡梦中说话或是发出的其他声音吵醒可能是一种奇怪的令人不安的经历。你可能还想知道为什么人们会说梦话。答案是，当你睡觉时，你的大脑不会处于完全静止的状态。事实上，你大脑的一部分仍然在工作，这使得你可以在睡眠中用完整、连贯的句子说话。但是关于睡眠中大脑的工作机制学术界尚未完全弄清楚。下列这些因素被认为与说梦话有关：

（1）遗传因素：梦语症有家族发病倾向。

（2）磨牙：磨牙的人说梦话的概率更大，原因不明。

（3）梦魇障碍：有梦魇障碍的人说梦话概率更大，原因不明。

（4）睡眠剥夺：经受睡眠剥夺的人更可能说梦话。

（5）睡行症（梦游）：梦游有时与说梦话同时发生。

（6）睡惊症：有时会与梦语症伴发。

（7）阻塞性睡眠呼吸暂停综合征：有时会与梦语症伴发。

（8）发高烧：发高烧可能引发说梦话。

（9）生活和工作压力：压力上升会增加说梦话的概率。

（10）心理疾病：心理疾病患者特别是创伤后应激障碍患者有更高的梦语症患病率，虽然大部分梦语症与心理疾病无关。

（11）刺激性物质：如酒精和咖啡因可能引发说梦话。

（12）某些药品：扰乱睡眠的药品可能引发说梦话。

（13）室友或同床者对话：一个人说梦话可能引发另一个人说梦话。

五、说梦话危险吗

在大多数情况下，说梦话是无害的。它通常不会对人的睡眠产生重大影响，而且通常也不会频繁发生，因此不会引起严重的问题。然而，在某些情况下说梦话会导致问题。

（1）如果说梦话严重困扰了同床的伴侣或同住的室友，这可能会打断他们的睡眠，并导致他们失眠或者白天过度嗜睡。

（2）如果梦话的内容令人尴尬，它可能会给说梦话的人和床上的伴侣或同住的室友造成尴尬或压力。

（3）如果梦语症与其他睡眠障碍同时发生，如与梦魇障碍或睡行症（梦游）同时发生，这可能与更大的睡眠问题有关。这些问题可能导致睡眠碎片化或睡眠不足，梦游也可能给患者本人带来危险。说梦话的同时如果伴有剧烈的动作，则可能给同床的伴侣带来伤害。

六、如何治疗梦语症

目前，人们对梦语症的病因还没有完全了解，所以已经被证实的可以有效治疗梦语症的手段是有限的。在大多数情况下，梦语症是不需要治疗的，因为它的发作频率有限，负面影响不大。

对于那些想要消除或者减少说梦话的人来说，改善睡眠卫生是个相对有用的办法。理论上改善睡眠卫生有助于防止各种睡眠障碍，包括梦语症。改善睡眠卫生的一些关键方法包括：

（1）每天保持规律的睡眠计划，包括周末。

（2）保持充足的睡眠，成年人通常每晚睡 7～9 小时。

（3）睡前给自己 30～60 分钟的安静时间，让自己放松下来。

（4）睡前尽量不摄入酒精和咖啡因。

（5）经常暴露在日光下，并在白天抽出时间进行体育锻炼。

（6）创造一个没有干扰的睡眠空间，尽量做到无光无声。

（7）卧室保持合适的温度。

（8）积极应对生活和工作压力，尽可能减轻自己的压力。

说梦话可能是由其他生理或心理疾病引起的，积极治疗相关的疾病，梦语症可能也会得到好转。

七、如何才能让梦语者的伴侣或室友得到更好的睡眠

经常说梦话的人的伴侣或室友，他们首当其冲地承受着梦话的消极影响。他们可能会发现自己在夜里被梦话惊醒，或者被它的内容所困扰或冒犯。以下措施可能有助于减少梦语者的伴侣或室友的困扰：

（1）戴上耳塞以阻挡梦话。

（2）使用白噪声机器、白噪声软件或风扇来制造舒缓而稳定的背景噪声，以淹没大部分的梦话。

（3）如果有必要且有条件的话，分房睡可以避免梦话带来的夜间困扰。

八、就诊建议

通常来说，梦语症患者不需要去医院治疗，但是如果有以下几种特殊情况，可以考虑到医院就诊：

（1）梦语症同时明显伴有其他相关的生理或心理疾病。

（2）成年后突然开始频繁地说梦话，这可能是患者伴有自身未意识到的精神心理疾病。

（3）说梦话严重影响和伴侣的关系，患者自身又不愿和伴侣分房睡，自行改善睡眠卫生也无法改善梦语症的情况。

梦语症患者一般可到医院的睡眠科或神经内科就诊，一般到本地的综合性医院就诊即可，跨省就医意义不大。

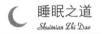
第四节　睡行症（梦游）

按照《国际疾病分类第十一次修订本》的描述，睡行症的特点是在深度睡眠的部分觉醒过程中出现行走和其他复杂行为。过去该病被称为梦游，但研究发现该病发作时多数患者并未做梦，因此，该病改称睡行症。

一、患病概率

睡行症可发生在任何年龄段的人身上，但儿童患病率较高，随着年龄增长，患病率逐渐降低。根据《睡眠障碍国际分类（第3版）》统计，睡行症的终生患病率高达18.3%。

二、症状

白天小睡时很少发生睡行，睡行通常发生在入睡后的前三分之一的睡眠阶段。睡行发作可能极少出现，也可能经常出现，发作通常持续几分钟，但也可能持续半小时以上。

睡行的人可能有以下状况：

（1）起床后四处走动。

（2）在床上坐起，睁开双眼，表情木然，目光呆滞。

（3）不回应他人。

（4）在发作期间很难被唤醒。

（5）在唤醒后短时间内迷失方向或感到困惑。

（6）早上记不起昨夜曾经睡行。

（7）由于夜间睡眠受干扰，白天精神不振。

（8）睡行症可能伴随睡惊症或梦语症。

有时睡行的人也会：

（1）进行白天的常规活动，比如穿衣或吃东西。

（2）离开家。

（3）开车。

（4）做出异常行为，比如在不恰当的地点小便。

（5）无意识下进行性行为。

（6）受伤，如因摔下楼梯或跳出窗户受伤。

（7）在刚醒来的短暂困惑时期或者偶尔在睡行期间变得暴力。

睡行症状可自行终止，症状发作结束后患者有时会在不恰当的地点入睡，有时可无意识地回到床上继续睡觉。患者发作时处于半睡半醒状态，但看起来像是清醒的。发作中的患者很难被唤醒，如果强制唤醒患者，这种唤醒行为对患者无害，但患者在被强制唤醒时可能会暴力攻击试图唤醒他（她）的人。

三、病因

睡行症的发病机制尚不清楚，但已知很多因素都可能导致睡行，包括：

（1）睡眠剥夺（睡眠不足）。

（2）发热。

（3）过度疲劳。

（4）情绪紧张。

（5）饮用含咖啡因的饮料。

（6）饮酒。

（7）作息时间失调、旅行或睡眠被打断。

（8）内部刺激（如膀胱充盈）。

（9）外部刺激（如噪声、光线）。

（10）月经周期（多在经前期发作）。

（11）妊娠。

睡行似乎会在家族中遗传。如果父母一方有睡行症患病史，那么子女患睡行症的概率就很高；而若父母双方都有这种病史，则患病概率会更高。

有时候睡行是由某些基础疾病或药物引起的，例如：

（1）阻塞性睡眠呼吸暂停综合征。

（2）甲状腺功能亢进症。

（3）偏头痛、脑损伤、脑炎、脑卒中。

（4）癫痫。

（5）不宁腿综合征（restless legs syndrome，RLS）。

（6）胃食管反流病。

（7）某些催眠药、精神疾病药物、抗胆碱类药物等。

四、何时就医

按照睡行症的定义，偶尔出现睡行并不意味着患有睡行症，反复发作的睡行才可能被诊断为睡行症。偶尔的睡行通常无须担忧，一般会自行消失。你可以在常规体检中简单地提及睡行。但是，如果出现以下睡行行为，请专程到医院咨询医生。

（1）经常出现睡行，比如每周 1 次以上，持续数周。

（2）一晚上出现数次睡行。

（3）睡行期间出现危险行为或该行为已经伤害睡行者自身或他人。

（4）严重干扰家庭成员或睡行者自身的睡眠。

（5）睡行导致过度嗜睡的日间症状或日常生活问题。

（6）作为成年人首次发病。

（7）年幼时出现睡行，一直持续至青春期。

五、治疗

对于偶尔睡行，一般不需要治疗。对于那些会出现睡行的儿童来说，通常在青少年时期睡行就会自动消失。

如果睡行会造成伤害，对家庭成员有不良影响，对睡行者造成困扰或导致其睡眠中断，则可能需要治疗。治疗通常着眼于提高安全性和消除睡行的诱因或触发因素。

治疗方案可能包括：

（1）如果睡行与其他睡眠障碍或其他基础疾病有关，则需要治疗这些基础疾病。

（2）如果睡行是由药物引起的，则需要调整药物。

（3）提前唤醒是指通常在睡行前 15 ～ 30 分钟叫醒睡行者，

让他（她）保持清醒几分钟再入睡。这种做法的前提是患者的睡行时间比较有规律。

（4）在医生指导下使用苯二氮䓬类药物，如氯硝西泮和地西泮。

（5）在医生指导下使用抗抑郁药，如三环类抗抑郁药中的阿米替林、丙米嗪、氯米帕明等。

（6）进行自我催眠。找一个专业的催眠师学习自我催眠有助于消除睡行。

（7）寻求心理咨询。心理咨询专家可以帮助改善睡眠、掌握减压技巧、放松身心。

六、生活方式调整

如果你或你的孩子有睡行问题，可以试试下列建议。

1. 确保环境安全

如果睡行造成过损伤或者可能造成损伤，可以考虑采取一些预防措施，如睡前关闭并锁上所有门窗，甚至可以在门上安装报警器或铃铛。如果自家的房子有多层，尽量睡在一楼的卧室内。收好锋利或易碎的物品。如果孩子有睡行的症状，不要让他（她）睡在双层床的上层。

2. 温柔地领着睡行者回到床上

没有必要唤醒睡行者。虽然唤醒行为本身对睡行者没有危险，但是他（她）被唤醒后可能感到迷惑、出现定向障碍甚至被激怒，唤醒可能会造成混乱。

3. 保持充足、健康、规律的睡眠

睡眠不足和疲劳会引发睡行。如果你睡眠不足，可以提前上床，遵守更加规律的睡眠时间表或在白天适当小睡，这对儿童尤其重要。如果条件允许，尽量降低睡眠期间的噪声或减少光线以及其他可能打断睡眠的外部刺激。

4. 养成规律且使人放松的睡前习惯

睡前做一些安静放松的活动，如看纸质书、打太极、练气功或洗温水澡，可有助于睡眠。

5. 妥善应对压力

找到引起压力的问题和解决压力的方法。你可以和知心朋友谈谈困扰你的事情。如果你的孩子有睡行问题并显得焦虑或有压力，你可以和他（她）谈谈并试着和他（她）一起解决让他（她）担心的问题。心理咨询师也可以帮到你。

6. 找到发作规律

可以用几个晚上做记录，记录睡行者上床后多久开始睡行。如果每次发作的时间基本一致，这将有助于安排提前唤醒睡行

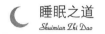

者，预防睡行。

7. 避免摄入酒精和咖啡因

酒精和含咖啡因饮料会降低夜间睡眠的质量，并可能诱发睡行，因此，睡行者要尽可能避免摄入酒精和咖啡因。

第七章 失眠

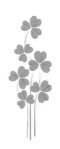

第一节 失眠概述

一、什么是失眠症状

在现代汉语里，失眠有两种意思：一种指失眠症状，另一种指失眠疾病。按照标准的医学术语解释，失眠症状通常是指睡眠的时间不足（比实际需要的睡眠时间短）或睡眠质量差。俗称的失眠是指没有平时睡得好或者想睡但睡不着。失眠的一般量化标准为：中老年人超过 30 分钟才能睡着，或者比惯常时间提早 30 分钟以上醒来（早醒），或者夜间醒来超过 30 分钟才能再次睡着，或者以上情况兼而有之。对于青少年和儿童，前述量化标准超过 20 分钟即可认为有失眠症状。若这些情况偶然发生，则视为失眠症状；若频繁发生但未达到失眠障碍的诊断标准（频度、时间和功能损害），则称为亚临床失眠；如果频繁发生且影

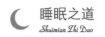

睡眠之道
Shuimian Zhi Dao

响日间功能，则称为失眠障碍（即失眠疾病）。

二、什么是失眠障碍

按照现代医学术语，失眠疾病被称为失眠障碍。按照《国际疾病分类第十一次修订本》的描述，失眠障碍的特征是，尽管有充足的睡眠机会和合适的睡眠环境，但仍会出现持续的入睡困难、睡眠时间减少、睡眠完整性被破坏或睡眠质量差，并导致某种形式的日间功能损害。日间功能损害的具体表现通常包括疲劳、情绪低落、易怒、周身不适、认知功能受损等。如果个体只有睡眠相关症状，但无日间功能损害，这样的个体不应被视为失眠障碍患者。

失眠诊断的三要素为持续存在睡眠困难、睡眠机会充足、存在与睡眠问题相关的日间功能损害。

三、失眠障碍的症状

失眠障碍的症状可能包括：

（1）夜晚入睡困难。

（2）半夜醒来。

（3）早晨太早醒来。

（4）经一夜睡眠后，第二天仍感觉没有休息好。

（5）日间疲倦或嗜睡。

（6）烦躁、抑郁、焦虑。

（7）很难集中注意力、无法专注工作或记忆力差。

（8）犯错或事故增加。

（9）持续地担忧睡眠问题。

四、失眠患病率

各种渠道报道的失眠患病率，因调查人群不同、调查方法不同、诊断标准不同而差异极大，最低的是 4%，最高的是 48%。中国睡眠研究会 2006 年的调查结果显示，中国成年人中有失眠症状的人高达 57%。当然，符合失眠障碍诊断标准的患病率远没有这么高。2003 年的一项随机抽样调查显示，北京成年人失眠障碍患病率为 9.2%。

五、病因或危险因素

导致失眠的常见病因或易感因素包括以下几点。

1. 遗传因素

人群中失眠遗传率大约是 44%，儿童期即失眠的患者受遗传的影响大于成年后才失眠的患者。

2. 年龄因素

失眠可发生于任何年龄，但老年人发病率更高。

3. 性别因素

女性失眠发病率高于男性。

4. 心理因素

对工作、生活、学习、健康的各种担忧可能导致夜间思维活跃，难以入睡。紧张的生活事件或创伤（如亲人的死亡或疾病、离婚或失业）也可能导致失眠。

5. 躯体健康问题

帕金森病、甲状腺功能亢进症、糖尿病等疾病可引起失眠，多种疾病引起的慢性疼痛也可引起失眠。

6. 饮食因素

睡前吃少量的清淡且健康的食品是可以的，但吃太多可能会使你在躺下时感到身体不适，从而影响睡眠。睡前过于饥饿同样影响睡眠。含酒精饮料、咖啡、茶以及一些含有咖啡因的食物都可能引起失眠。

7. 药物

很多处方药会干扰睡眠，如某些抗抑郁药、治疗哮喘和高血压的药物。很多非处方药（如一些止痛药、抗过敏药、感冒药、减肥药）也含有咖啡因和其他可能干扰睡眠的兴奋剂。

8. 睡眠习惯不良

不良的睡眠习惯可导致失眠。不良的睡眠习惯具体包括睡眠时间不规律、白天过多小睡、睡前做刺激性活动、睡前使用任何带屏幕的电子设备等。

9. 环境因素

卧室噪声大、不适宜的光线、过热过冷、空气污浊、空气有异味、睡眠环境改变等因素都会导致失眠症状的发生。但按照失眠障碍的定义，环境因素引起的是失眠症状，而不是失眠障碍。

10. 旅行或工作安排

作为人体内的生物钟，昼夜节律指引着睡眠－觉醒周期、新陈代谢和体温变化。打破身体的昼夜节律会导致失眠症状。打破身体昼夜节律的具体原因包括快速跨越多个时区旅行产生时差、上晚班或早班或频繁倒班。不过，快速跨越多个时区旅行产生的失眠症状应被诊断为时差障碍，而不是失眠障碍。上晚班或早班或频繁倒班导致的严重失眠症状应被诊断为倒班（夜班）工作睡眠障碍，而不是失眠障碍。

六、失眠的危害

常见的失眠危害包括以下几点：

（1）工作或学业表现不佳。

（2）反应速度变慢，发生交通事故和其他各种事故的风险升高。

（3）出现心理健康疾病，如抑郁症和焦虑症等。

（4）罹患慢性疾病的风险增加且病情更严重，如高血压和心脏病。

（5）失眠会增加自杀的概率。

七、失眠障碍分类及诊断

根据《睡眠障碍国际分类（第3版)》，失眠障碍分为慢性失眠障碍、短期失眠障碍、其他失眠障碍。其中，其他失眠障碍就是排除了慢性失眠障碍和短期失眠障碍的失眠障碍，《睡眠障碍国际分类（第3版)》建议谨慎使用此诊断，临床上也很少使用此诊断。

根据《睡眠障碍国际分类（第3版)》，慢性失眠障碍的诊断标准如下，且以下（1）—（6）项都必须满足：

（1）患者主诉或患者父母/照顾者观察到患者存在下列1条或以上症状。

第一，入睡困难。

第二，睡眠维持困难。

第三，比期望的起床时间早醒。

第四，在适当的时间点不愿上床睡觉。

第五，没有父母或照顾者干预难以入睡。

（2）患者主诉或患者父母/照顾者观察到患者存在下列与夜间睡眠困难相关的 1 条或以上日间症状。

第一，疲劳或不适。

第二，注意力或记忆力下降。

第三，社交、家庭、职业、学业等能力受到损害。

第四，情绪不稳或易被激惹。

第五，日间瞌睡。

第六，行为问题（如活动过度、冲动或有攻击性）。

第七，动力、精力或工作主动性下降。

第八，易犯错或易出事故。

第九，对自己的睡眠质量非常关切或不满意。

（3）这些主诉不能完全以不合适的睡眠机会或环境作为解释。

（4）这些睡眠紊乱和相关的日间症状每周至少出现 3 次。

（5）这些睡眠困难和相关的日间症状持续至少 3 个月。

（6）这些睡眠困难和相关的日间症状不能以其他的睡眠障碍作为更好的解释。

短期失眠障碍的诊断标准与慢性失眠障碍类似，但病程少于 3 个月，且没有频率的要求。

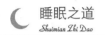

第二节　失眠的首选疗法

一、失眠需不需要治疗

出现失眠症状可能不构成任何疾病，故无须经正规医学机构治疗，消除引起失眠症状的因素即可。例如，针对睡眠环境问题（如噪声、光污染、卧室过冷过热等）引起的失眠症状，只要改善睡眠环境即可。失眠也可能是其他睡眠障碍的症状，如睡眠－觉醒时相延迟障碍患者不按自己的习惯而提前上床睡觉即可能出现失眠症状。如果确定失眠症状是由其他睡眠障碍引起的，那么按该种睡眠障碍的治疗方法治疗即可。根据上一节提到的失眠障碍的诊断标准，如果经医生诊断为慢性失眠障碍，则需要进行规范性治疗。如果患者得了短期失眠障碍，则往往可以找到相关的诱发因素，去除诱因可使部分患者睡眠恢复正常，但仍有一部分患者会转为慢性失眠障碍。如果失眠不足 3 个月但自我感觉失眠症状较为严重，还是应该去医院诊治，是否需要进行规范性治疗应由医生判定。

二、失眠治疗目标

治疗的总体目标和具体目标如下。

1．总体目标

（1）增加有效睡眠时长和（或）改善睡眠质量。

（2）改善与失眠相关的日间损害。

（3）减少或防止短期失眠障碍向慢性失眠障碍转化。

（4）减少与失眠相关的躯体疾病或精神障碍疾病的风险。

2．具体目标

（1）去除诱发失眠的因素，可以使部分患者睡眠恢复正常。

（2）改善睡眠后达到的具体指标，如总睡眠时间大于 7 小时、睡眠效率大于 85%、睡眠潜伏期（即入睡所需时间）小于 30 分钟、入睡后半夜觉醒时间小于 30 分钟、降低觉醒次数或者减轻其他失眠症状。

（3）在床与睡眠之间建立积极和明确的联系。

（4）改善与失眠相关的日间损害，如精力或注意力下降、学习困难、疲劳或躯体症状、情绪失调等。

（5）改善与失眠相关的心理问题。

（6）避免药物干预带来的负面影响。

三、治疗失眠的首选疗法

失眠有许多治疗方法，包括中国在内的大多数国家把认知行为疗法当作治疗失眠的首选疗法。认知行为疗法的目的是改变失

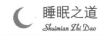

眠患者的不良认知和行为因素，增强患者自我控制失眠的信心。总体的治疗目标如下：

（1）确认导致慢性失眠的不当行为和错误认知。

（2）让患者了解自己对失眠的错误认知，重塑有助于睡眠的认知模式。

（3）消除努力入睡和增加的觉醒次数之间的关系，加强床及睡眠之间的良性联系。

（4）形成规律的作息时间，建立健康的睡眠习惯和营造良好的睡眠环境，有利于重塑睡眠生理周期，增加夜晚的睡眠驱动力。

（5）消除常见的心理生理性觉醒和对睡眠的焦虑。

四、认知行为疗法的具体内容

虽然大家都使用认知行为疗法这一概念，但如何具体执行认知行为疗法并无统一标准，不过主流机构的具体建议还是大同小异的。目前，多家权威机构都有执行认知行为疗法的具体建议。笔者考虑到美国睡眠医学会 2020 年发布的《临床实践指南：成年人慢性失眠障碍患者的行为和心理治疗》（*Behavioral and Psychological Treatments for Chronic Insomnia Disorder in Adults：Clinical Practice Guideline*）内容相对比较新，权威性比较高，故本节主要引用这份指南的建议。

1. 强烈建议（recommend）医生执行多模式的认知行为疗法

多模式的认知行为疗法包括睡眠管理教育、睡眠卫生教育、刺激控制治疗、睡眠限制治疗、放松治疗、矛盾意向疗法等内容，但具体包括几项内容，各家机构的意见也不完全一致，这里不再详述。

2. 建议（suggest）执行简化版的多模式的认知行为疗法

简化版的多模式的认知行为疗法内容比标准版的多模式认知行为疗法内容少一些。

3. 建议执行单模式的刺激控制治疗

单模式的刺激控制治疗有助于消除干扰睡眠的因素。刺激控制治疗包括下列 6 条基本要求：

（1）不管晚上睡了多久，每天定时起床。

（2）除了睡眠和性行为，不要在床上做其他事情，如吃东西、看电视、玩手机等。

（3）只有在感到瞌睡时才上床。

（4）躺下一会儿后（参考值为 20 分钟，但不可因为这个参考值而不停地看表）如果感觉睡不着，应起床离开卧室，可从事一些简单活动，等瞌睡时再返回卧室睡觉。

（5）若上床后还不能睡着，重复上一步。

（6）日间避免小睡。

4. 建议执行单模式的睡眠限制治疗

这种治疗通过减少夜间的卧床时间，增加了睡眠的连续性，直接提高了睡眠效率，并且通过禁止日间小睡，增加夜晚的睡眠驱动力。当失眠有所改善后，休息的时间可逐渐增加。不过，这种方法不适用于某些群体，如有躁狂症或癫痫病史的患者。

5. 建议执行单模式的放松治疗

放松治疗可以降低失眠障碍患者睡眠时的紧张与过度警觉，从而促进患者入睡，减少夜间觉醒，提高睡眠质量。此疗法适合夜间频繁觉醒的失眠患者。具体方法包括渐进式的肌肉放松、腹式呼吸放松、冥想放松等。练习这些技巧可以帮助患者控制呼吸、心率，缓解肌肉紧张，平复情绪，并让患者保持放松。

6. 不建议单独使用睡眠卫生疗法

睡眠卫生疗法是指医生找出失眠障碍患者不良的生活与睡眠习惯，从而帮助患者建立良好的睡眠习惯，营造舒适的睡眠环境。目前尚无足够证据证明单独运用睡眠卫生疗法有确切的疗效，睡眠卫生疗法需要与其他心理行为治疗方法联合运用。

五、认知行为疗法的模式

认知行为疗法包括面对面式、网络式、自助式 3 种模式。

1. 面对面式

面对面式疗法又包括个人和团体两种模式。个人模式就是医生与患者的一对一治疗，团体模式通常是一名医生同时治疗一个小组的 5 ~ 8 名患者。面对面式疗法通常每周进行一次。如果患者的经济条件、时间、交通、隐私方面都不存在问题，那么患者应首选面对面模式。

2. 网络式

网络式也称远程模式或在线模式，医生在网上远程为患者治疗。好处是避免患者在交通上花费时间，费用也相对低廉。缺点是医生与患者的沟通交流效果可能相对较差。

3. 自助式

自助式认知行为疗法包括半自助（网络、电话）和全自助（如通过治疗手册等）两种模式。半自助模式下医生会远程参与指导。自助式疗法的费用更加低廉，但效果可能较差，特别是全自助模式。

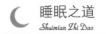

第三节 失眠的药物疗法

一、概述

慢性失眠患者在建立良好睡眠卫生习惯的基础上，应当首选认知行为疗法。对于慢性失眠患者，即使接受药物治疗，一般也应同时接受心理治疗。

目前，临床治疗失眠障碍的药物主要包括苯二氮䓬类受体激动剂、褪黑素和褪黑素受体激动剂、促食欲素受体拮抗剂和具有催眠效应的抗抑郁药物。

二、药物介绍

1. 苯二氮䓬类受体激动剂

苯二氮䓬类受体激动剂分为苯二氮䓬类药物和非苯二氮䓬类药物。苯二氮䓬类药物出现于 20 世纪 60 年代，主要包括艾司唑仑、氟西泮、夸西泮、替马西泮和三唑仑等。非苯二氮䓬类药物出现于 20 世纪 80 年代，主要包括唑吡坦、右佐匹克隆、佐匹克隆、扎来普隆等。

非苯二氮䓬类药物具有与苯二氮䓬类药物类似的催眠疗效，而且由于非苯二氮䓬类药物的半衰期相对较短，次日残余效应被最大限度地降低，一般不引起日间困倦，产生药物依赖性的风险较传统苯二氮草类药物低，治疗失眠安全、有效，无严重药物不良反应。目前，非苯二氮草类药物已逐渐取代了苯二氮草类药物，成为治疗失眠的主流药物。妙佑医疗国际未明确指出哪种药物治疗失眠的效果更优，但其网站在列举失眠处方药时举了4个药物的例子，3个为非苯二氮草类药物，另一个为褪黑素受体激动剂即雷美替胺，而未提及苯二氮草类药物。

2. 褪黑素和褪黑素受体激动剂

褪黑素参与调节睡眠–觉醒周期，可以改善时差变化所致的睡眠–觉醒障碍、睡眠–觉醒时相延迟障碍等昼夜节律失调性的失眠问题。但使用普通褪黑素治疗失眠障碍尚无一致性结论。包括中国在内各国的相关指南不推荐将普通褪黑素作为催眠药物使用。褪黑素受体激动剂即雷美替胺（ramelteon）能够缩短睡眠潜伏期、提高睡眠效率、增加总睡眠时间，可用于治疗以入睡困难为主诉的失眠以及昼夜节律失调性睡眠–觉醒障碍。雷美替胺对于合并睡眠呼吸障碍的失眠患者安全有效，由于不会产生药物依赖性，也不会产生戒断症状，故已获准用于长期治疗失眠。雷美替胺可以作为不能耐受前述催眠药物的患者和已经发生药物依赖患者的替代治疗药品。

3. 促食欲素受体拮抗剂

促食欲素又称下丘脑分泌素（orexin），具有促醒作用。针对促食欲素双受体发挥抑制作用的拮抗剂苏沃雷生（suvorexant）和莱博雷生（lemborexant），已获得美国食品药品监督管理局批准用于治疗成年人失眠（入睡困难和睡眠维持障碍）。其中，苏沃雷生于 2014 年获得美国食品药品监督管理局批准，莱博雷生于 2019 年获得美国食品药品监督管理局批准。促食欲素受体拮抗剂是最新的催眠药类型，其发挥催眠作用的靶点不同于其他催眠药，现有研究数据显示其具有较好的临床疗效。目前，苏沃雷生和莱博雷生尚未获得中国药监部门批准在国内上市。

4. 具有催眠效应的抗抑郁药

部分抗抑郁药具有镇静作用，在失眠伴随抑郁、焦虑心境时应用较为有效。这些抗抑郁药大多未获批失眠适应证，但在临床上也常作为治疗失眠药物使用。这些药物包括阿米替林、多塞平、曲唑酮、米氮平等。

三、药物选择

治疗失眠的药物种类繁多，那么究竟该选择哪种药物呢？一般来说，药物的选择要考虑失眠原因、失眠表现形式、是否存在其他疾病、既往用药史、药物价格、药物副作用等因素。美国睡眠医学会 2017 年发布的《成年人慢性失眠症药物治疗的临床实践指南》和日本 2023 年 5 月发布的《2023 日本专家共识：失眠障碍的治疗策略》均把促食欲素受体拮抗剂类药物放在推荐的催眠药第一位。不同的是，美国相关指南推荐的第一位是苏沃雷

生，日本专家共识推荐的第一位是莱博雷生。这可能是因为美国
指南推出时莱博雷生尚未获得美国食品药品监督管理局批准上
市。由此可见，未来促食欲素受体拮抗剂可能成为全球最主流的
催眠药。当然，苏沃雷生和莱博雷生尚未获得中国药监部门批准
上市，美国也有一些机构（如妙佑医疗国际）出于谨慎并未重
点推荐使用促食欲素受体拮抗剂治疗失眠。如果不考虑促食欲素
受体拮抗剂，那么国内能使用的催眠药首选非苯二氮䓬类药物。
非苯二氮䓬类药物中受到推荐最多的是右佐匹克隆，其次为唑
吡坦和扎来普隆。

当然，具体选择什么药物治疗失眠，患者还是要听从医生的
建议，并在医生指导下使用。

第四节　失眠的物理治疗

物理治疗作为一种治疗失眠障碍的补充疗法，具有不良反应
小、临床应用可接受性强的特点。以下为 4 种较常见的失眠物理
疗法。

一、光照疗法

光照影响位于下丘脑控制昼夜节律的视交叉上核，抑制松果
体褪黑素的分泌。光照疗法可以帮助治疗者建立并巩固规律的睡
眠－觉醒周期来改善睡眠质量、提高睡眠效率并延长睡眠时间。

光照疗法是一种自然、简单、免费（或低成本）的治疗方法，而且不会导致残余效应和耐受性。不良反应包括头痛、恶心、口干、眼疲劳，也可能诱发轻度躁狂。一般每天接受光照的时间以30～45分钟为宜，最长不超过2小时。为治疗失眠所接受的光照应该在早上进行。光照疗法可选择太阳光，也可选择人工光线。

在失眠的各种物理疗法中，光照疗法是受到医学界最多推荐的。如果选择照射自然光线，那么成本是零。其中一个缺点是天气不好时无法到户外接受阳光照射，另一个问题是有些人可能担心阳光中的紫外线损伤自己的皮肤。另外，巴西睡眠协会在2022年发布的《2022巴西睡眠协会指南：物理疗法在睡眠障碍管理中的作用》中介绍了接受人工光线照射治疗失眠的疗法。

二、重复经颅磁刺激

以固定频率和强度连续作用于某一脑区的经颅磁刺激即重复经颅磁刺激（repetitive transcranial magnetic stimulation，rTMS）。低频（≤1 Hz）重复经颅磁刺激能抑制大脑皮质的兴奋。对健康人的研究发现，重复经颅磁刺激能够增加慢波睡眠的波幅，加深睡眠深度，增强记忆，有助于机体恢复。国内已经有较多关于重复经颅磁刺激治疗失眠障碍的报道，并认为该技术是治疗慢性失眠障碍的有效手段。重复经颅磁刺激是一种无创、无痛的脑刺激方法。由于此方法无创、无痛、低成本、使用方便，因此受到很多患者的欢迎。

三、电疗法

电疗法的原理是采用低强度微量电流刺激大脑，直接调节大脑、下丘脑、边缘系统及网状结构，产生镇静性的内源性脑啡肽，从而有效控制紧张焦虑感，改善睡眠。

四、生物反馈疗法

失眠的生物反馈疗法是指通过人体内生理或病理的信息进行自身的反馈，患者经过特殊的训练后，产生有意识的控制及心理训练，从而治疗失眠和恢复身心健康的一种新型物理疗法。由于各种原因，国内生物反馈疗法治疗失眠的应用不是很普遍，相关的医疗器械也很少。

第五节　失眠的其他疗法

一、中药

目前，国内常用的治疗失眠的中成药主要有百乐眠胶囊、天王补心丹、归脾丸、保和丸、枣仁安神胶囊、血府逐瘀汤等。当然，中医讲究辨证施治，不同患者的失眠证型可能不一样，中医师首选的中成药也不同。传统的中医师也可能并不会为你开任何一种中成药，而是根据失眠证型开方配药。

日本 2023 年发布的《2023 日本专家共识：失眠障碍的治疗策略》，也把日本中药即汉方列为治疗失眠的二线疗法。但日本的专家共识未明确指出哪些汉方治疗失眠比较好。

二、中医技法

1. 针灸疗法

在整个中医药体系中，针灸在全世界是最流行的，西方人吃中药的极少，但接受过针灸治疗的人则很多。一部分原因是有关针灸的英语医学论文发表的数量较多。西方人很少相信《黄帝内经》《伤寒杂病论》《神农本草经》《本草纲目》这些中医药经典，但他们相信总结医学实验后发表的科学论文。就笔者看到的第一手资料而言，《2022 巴西睡眠协会指南：物理疗法在睡眠障碍管理中的作用》在治疗失眠部分推荐了针灸疗法，但指出对于针灸治疗失眠的穴位选取和所需疗程等信息尚无共识。这点和国内基本一致，在国内针灸治疗失眠的穴位选取和疗程安排也无统一标准。

2. 手指按压疗法（点穴）

手指按压疗法（点穴）是指用手指按压或敲击相应穴位，以改善睡眠。常用的穴位包括印堂、太阳、安眠、极泉、合谷、神门、足三里、太冲等。每次治疗可选其中 2 ～ 4 个穴位，

用拇指、食指或中指指端贴于穴位中心进行点压。《2022巴西
睡眠协会指南：物理疗法在睡眠障碍管理中的作用》在失眠治
疗部分也推荐了手指按压疗法（acupressure），但未具体展开
论述。

3. 推拿疗法

中式按摩（massage）又称为推拿。捏脊疗法是推拿的一种，
通过捏提等手法作用于人体背部的督脉、足太阳膀胱经，调节神
经、促进循环、平衡体温，从而使人体恢复正常的睡眠－觉醒状
态。《2022巴西睡眠协会指南：物理疗法在睡眠障碍管理中的作
用》也推荐了按摩治疗失眠，但不确定其推荐的是否为中式按摩
（即推拿）。

4. 拔罐疗法、刮痧疗法、耳穴疗法

国内的医学教材《睡眠医学（第2版）》推荐了这3种用于
治疗失眠的技法，本书不再详述。

特别提醒各位读者，对于中医技法，由于患者的失眠证型不
同，不同中医师的经验不同，每位患者接受的具体疗法可能不完
全相同，治疗效果也不同。各位读者如有相关需求，建议前往正
规的中医医疗机构就诊。

三、运动疗法

医学界普遍认为，体育锻炼可提升睡眠质量，这种推荐

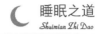

睡眠之道
Shuimian Zhi Dao

已经融入睡眠卫生教育中。有些国家的医学指南则把运动疗法单独列出，如《2022巴西睡眠协会指南：物理疗法在睡眠障碍管理中的作用》把体育锻炼作为一种物理疗法单列。采用运动疗法治疗失眠的具体做法可参考本书第五章第一节"运动与睡眠"。

四、太极和瑜伽

太极和瑜伽既是运动形式，也是放松手段。不少研究表明，太极和瑜伽可治疗失眠。但要注意太极有很多种，瑜伽也有很多种，患者应选择适合自己的太极或瑜伽形式。

五、饮食疗法

饮食对睡眠有很大影响，采用饮食疗法治疗失眠的具体做法可参考本书第五章第二节"饮食与睡眠"。

六、芳香疗法

采用芳香疗法治疗失眠的具体做法可参考本书第三章第四节"睡眠与芳香疗法及空气质量"。

七、催眠疗法

催眠疗法可以增加患者放松的深度，并通过放松和想象的方法减少与焦虑、先占观念有关的过度担忧以及交感神经兴奋，从而治疗失眠。催眠疗法治疗失眠在国内的应用不是很普遍。不过，作为一种治疗失眠的方法，催眠疗法还是受到了 2017 年版《中国失眠症诊断和治疗指南》的推荐。

八、音乐疗法

轻柔舒缓的音乐可以使患者交感神经的兴奋性降低，从而缓解焦虑情绪和应激反应，也可将患者的注意力从难以入眠的压力中分散出来，促使患者处于放松状态，从而改善患者的睡眠质量。音乐疗法受到了 2017 年版《中国失眠症诊断和治疗指南》的推荐。音乐疗法对部分人有效，对部分人无效，患者可以多次尝试选择适合自己的助眠音乐。

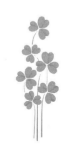

第八章　其他常见睡眠障碍

第一节　夜间遗尿症（尿床）

根据《国际疾病分类第十一次修订本》对夜间遗尿症（nocturnal enuresis）的描述，夜间遗尿症是指已达到通常预期控尿发育年龄（5岁以上）的个体仅在睡眠期间（即夜间）才出现的反复将尿液排到衣服或床上的症状。尿失禁可能在出生时就已存在（即正常婴儿尿失禁的非典型延伸），也可能是在有获得性的膀胱控制后出现。在大多数情况下，这种行为是不自主的，但在某些情况下，似乎是有意的。

基于该描述以及其他机构对夜间遗尿症的描述，符合夜间遗尿症要达到两个标准：一是遗尿的年龄标准，二是遗尿的频率标准。

对于遗尿的年龄标准，《国际疾病分类第十一次修订本》和《睡眠障碍国际分类（第3版)》都采用了5岁以上这个标准，但妙佑医疗国际采用了 7 岁以上的标准。对此笔者认为，如果孩子在 5～6 岁时反复遗尿，孩子家长可以根据实际情况灵活对待这一状况。如果家长和孩子的治疗意愿比较强，那么当然可以积极治疗。如果担心孩子 5～6 岁时就医治疗可能给孩子带来心理压力或者其他负面影响，也可以暂时不做治疗，并注意孩子到 7 岁时是否仍反复遗尿，若仍遗尿再行就医治疗也是可以的。妙佑医疗国际作为全球最顶尖的医院之一，其观点值得参考。

对于遗尿的频率标准，《国际疾病分类第十一次修订本》没有给出明确的标准，《睡眠障碍国际分类（第 3 版）》的标准是症状至少存在 3 个月，每周至少 2 次。对此，妙佑医疗国际没给出明确的频率标准。对于儿童的遗尿频率，家长可以参考《睡眠障碍国际分类（第 3 版）》的标准。

一、夜间遗尿症有多普遍

2005 年的调查显示，我国 5 岁儿童中夜间遗尿症的发生率为 11.8%，5～18 岁青少年儿童的发生率为 4.07%。如果父母一方曾有夜间遗尿症病史，那么孩子夜间遗尿症的发生率为 44%。如果父母双方均有夜间遗尿症病史，那么孩子夜间遗尿症的发生率高达 77%。

近几年的多项研究发现，儿童的夜间遗尿症发生率有上升的趋势。2017 年，一项全国范围的遗尿流行病学调查发现，5 岁儿童的夜间遗尿症发生率为 15.3%，5～18 岁青少年儿童的发生率为 7.88%。根据郑州大学第一附属医院小儿内科汪玺正等医

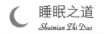

生的研究，近年来儿童夜间遗尿症发生率的上升可能与尿不湿使用增多以及把尿训练减少有关。尿不湿使用时间越长、把尿时间开始越晚，儿童的夜间遗尿症发生率就越高。

二、病因

医学界尚未完全确定尿床的原因，它可能是由多种因素引起的，具体包括以下几点。

1. 膀胱容量小

孩子的膀胱发育可能不充分，无法容纳夜间产生的尿液。

2. 神经发育迟缓

如果控制膀胱的神经发育缓慢，不能判断膀胱是否充盈，孩子就可能无法在膀胱充盈时醒来。

3. 饮食习惯

某些食物和饮料有利尿效果，是天然的利尿剂，这意味着它们会导致身体产生更多的尿液。有些孩子对这样的天然利尿剂比其他孩子更敏感。比如咖啡因，尤其是咖啡和茶中的咖啡因，是一种常见的利尿物质。此外，孩子喝水的时间也会影响他们尿床的情况。基于这个原因，许多父母在晚上临近就寝时间时会限制孩子的喝水量，这是有一定道理的。

4．尿路感染

有时孩子尿床是因为他们有尿路感染的情况。尿路感染的相关症状和体征包括尿频、日间意外排尿、红色尿液、排尿时疼痛、膀胱区或会阴部不适及尿道烧灼感。尿路感染可导致孩子难以控制排尿，从而发生尿床。

5．阻塞性睡眠呼吸暂停综合征

有时尿床是阻塞性睡眠呼吸暂停综合征的症状之一，该疾病患儿通常会因扁桃体或腺样体发炎或肿大而发生睡眠呼吸暂停。其他体征和症状可能包括打鼾、白天嗜睡。

6．便秘

排尿和排便都是通过同一肌肉群进行控制的。当长期便秘时，这些肌肉的功能会失调，进而导致夜间尿床。

7．遗传因素

虽然还不知道夜间遗尿症的遗传机制，但从统计数据来看，遗传因素影响夜间遗尿症的发生。

8．肾脏问题

肾脏在尿液的生成和排出中起着重要作用。尿床有时可能由

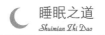

某些肾脏疾病引起。患有肾病的儿童除了可能尿床，也可能会有体重减轻、口渴加剧、排尿增多等症状。

9. 抗利尿激素（血管升压素）失衡

健康人的大脑会产生抗利尿激素（antidiuretic hormone，ADH），这种激素减缓了夜间肾脏产生尿液的速度。当夜间抗利尿激素分泌不足时，夜间尿液的生成速度不能充分减缓，这可能会导致尿床。

10. 糖尿病

糖尿病是由胰岛素分泌不足引起的，胰岛素有助于身体代谢糖分。在未经妥善治疗的患者中，糖尿病导致身体通过尿液排出糖分，从而导致多尿。儿童糖尿病常见的首发症状之一就是尿床，其他体征和症状可能包括一次排出大量尿液、口渴加剧、疲劳和体重减轻（尽管食欲良好）。

11. 压力和焦虑

较大的压力和焦虑可能会导致孩子尿床。

12. 注意缺陷多动障碍

注意缺陷多动障碍（attention deficit hyperac-tivity disorder，ADHD），俗称"多动症"，患有多动症的儿童更容易尿床。

13. 泌尿系统或神经系统结构问题

在极少数情况下，尿床与孩子的泌尿系统或神经系统缺陷有关。

14. 觉醒阈值增高

家长通常描述尿床的孩子"睡得太死，很难叫醒"。"睡得太死，很难叫醒"用医学术语表述就是觉醒阈值增高。觉醒阈值增高会影响排尿时身体与大脑沟通的方式。一个觉醒阈值增高的孩子可能很难开发出一个有效的信号系统，这一信号系统能在孩子需要小便时唤醒他（她），这样的孩子的盆底肌在睡眠时会放松，从而导致尿床。随着年龄的增长，大脑对膀胱的控制会逐渐成熟，但觉醒阈值增高的孩子的这一发育过程会较为迟缓。

三、尿床分类

夜间遗尿症主要分为原发性夜间遗尿症和继发性夜间遗尿症。参考《睡眠障碍国际分类（第3版）》，二者的诊断标准如下：

（1）原发性夜间遗尿症（必须同时符合第一至第四项标准）。

第一，年龄在5岁以上。

第二，睡眠期间反复出现无意识的排尿，每周至少发生2次。

第三，持续时间大于3个月。

第四，睡眠期间尿床症状从未消失。

（2）继发性夜间遗尿症（必须同时符合第一至第四项标准）。

第一，年龄在 5 岁以上。

第二，睡眠期间反复出现无意识的排尿，每周至少发生 2 次。

第三，持续时间大于 3 个月。

第四，此前至少 6 个月无睡眠遗尿。

不分年龄来看，原发性夜间遗尿症占全部夜间遗尿症的 90%，继发性夜间遗尿症占 10%。但成年人中的夜间遗尿症主要是继发性夜间遗尿症。对于继发性夜间遗尿症主要进行病因治疗，在去除病因后，遗尿症通常得以改善或痊愈。

四、什么情况下尿床值得关注

一般情况下，孩子偶尔尿床是不需要关注的，但某些特殊情况下，孩子即使尿床次数不多，尚未达到夜间遗尿症的诊断标准，依然需要关注。这些需要关注的情况包括：

（1）尿床复发，很久不尿床的孩子突然又开始尿床。

（2）小便疼痛。

（3）尿液浑浊或变色。

（4）白天小便失禁。

（5）便秘或大便失禁。

（6）原因不明的异常口渴。

（7）尿床伴随其他睡眠问题，包括睡眠后很难被叫醒，严重打鼾等。

如果孩子出现上述这些问题，即便尿床还不频繁，家长也可以考虑咨询医生。当然，如果孩子频繁尿床，明显已经达到了夜间遗尿症的标准，那更应看医生。

五、家长能做什么

如果孩子尿床，家长可以做好以下工作。

1．充分沟通

这看起来显而易见，但很多家长并未能做到。要知道除孩子年龄小、身体尚未完全发育外，孩子面临的心理问题也可以是孩子尿床的一个原因，只有和孩子充分沟通，才能了解到孩子的心理状况。另外，孩子有些身体上的异常状况可能并不明显，家长和孩子充分沟通后也可以尽早发现孩子身体的一些异常状况，这些异常状况也可能是引起孩子尿床的原因。

2．理解孩子

有些家长因为孩子尿床后要收拾床铺而觉得很麻烦，指责孩子甚至惩罚孩子，这是非常不可取的，有时这种指责和惩罚甚至可能加重孩子尿床的情况。对于孩子尿床，家长要理解。

3．做好清理准备

在孩子的床上铺一层塑料保护罩，准备好备用的寝具、内衣、睡衣。

4. 让孩子适当负责

如果年龄合适，其他条件也许可，可以考虑要求孩子清洗自己的内衣、睡衣、床单被罩。不指责孩子但让孩子承担尿床责任，有助于孩子的成长。

5. 预防皮疹

如果孩子经常尿床，而且尿床后由于家长和孩子都没发觉，孩子继续穿着尿湿的内衣睡觉，臀部和生殖器区域就容易出现皮疹。对此，在孩子尿床后要及时清洗并擦干他（她）的身体，并为其更换内衣和寝具。

6. 限制夜间喝水

摄入充足的水分是很重要的，为了避免晚上尿床，尽量白天多喝水，睡前 2 小时不喝水。吃含盐量较多的食物容易感到口渴，为此可以改变饮食习惯，清淡饮食，这样，晚上的口渴感会减轻，尿床的情况自然会有所改善，对身体健康也有好处。

7. 睡前二次排尿

准备睡觉前的一段时间内排尿 1 次，根据平时入睡的情况在睡着之前再排尿 1 次。

8. 全天定时上厕所

告诉孩子，除睡着之前的最后一次排尿，白天可以每隔 2 ～ 3 小时排尿 1 次，或者根据自身情况经常排尿以避免尿急。

9. 膀胱容量训练

进行膀胱容量训练的目的是增加膀胱容量，改善对排尿的控制能力。膀胱容量训练包括日间排尿时反复终止排尿，反复练习会阴部收缩动作等。此方法对膀胱容量小的患者有效。

10. 警铃疗法（湿度警报）

把尿床警铃连到孩子内裤上或者安置在床上孩子尿床会尿到的位置，当检测到潮湿时，警报就会响起。理想情况下，当孩子开始排尿时，湿度警报声就会响起，可以帮助孩子及时醒来，停止排尿，并到厕所解决。如果孩子睡得很沉，则需要另一个人来收听警报并叫醒孩子。这一方法需要足够的时间才能产生效果，通常使用 8 ～ 10 周起效；而遗尿警铃需要连续使用 2 ～ 4 个月或使用到连续 14 天不尿床。赵忠新和叶京英主编的《睡眠医学（第 2 版）》认为警铃疗法对儿童的有效率为三分之二。该疗法存在一定的复发比例，对于这一点家长无须担心，复发后再次使用即可。警铃疗法是国际小儿尿控协会（International Children's Continence Society，ICCS）推荐的治疗夜间遗尿症的一线疗法，

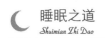

也是国内多数专家、医学指南、医学教科书推荐的一线疗法。尿床警铃的价格也很低廉，家长可以考虑购买。

11. 药物治疗

对于夜间遗尿症，国内外的主流医学界均认为，药物不是治疗夜间遗尿症的首选方案，只有在一些特殊情况下才考虑使用。治疗的药物主要包括醋酸去氨加压素、三环类抗抑郁药、抗胆碱能药物等。如果确需使用药物，一定要和专科医生仔细沟通，由医生开具处方，并在医生指导下使用。

六、就医建议

针对儿童尿床，一般到泌尿外科就诊，也可到儿科或神经内科就诊。如果是到分科较细的医院，可到儿童泌尿外科或遗尿门诊就诊。

在医院方面，可以选择当地实力较强的综合性医院或者儿童医院，一般情况下不必跨市跨省就医。如果有特殊情况，想要在全国范围内寻找治疗夜间遗尿症的权威医院，除北京、上海等国内一线城市的知名医院外，也可考虑到郑州大学第一附属医院就诊。《儿童遗尿症诊断和治疗中国专家共识》由文建国医生和翟荣群医生执笔撰写，他们两位均为郑州大学第一附属医院医生。

七、成年人尿床

很多人以为尿床是小孩子的"专利",但实际上成年人尿床也并不罕见。根据宁夏医科大学孙晓倩 2018 年的硕士学位论文,在银川地区 18 岁的青年中,遗尿症患病率为 3.36%(标准为每月至少尿床 1 次),其中 18 岁男青年患病率为 2.48%,18 岁女青年患病率为 4.22%。

对于成年人来说,如果曾有超过 6 个月睡眠期间无尿床,进入成年后再次频繁尿床,这极有可能是继发性夜间遗尿症,并很可能是由其他疾病引起的,需要进行医学评估。引起成年人尿床的可能原因包括:

(1)尿路出现部分阻塞(梗阻),如膀胱结石或肾结石。

(2)膀胱问题,如神经过度活跃。

(3)糖尿病。

(4)前列腺肿大。

(5)药物的副作用。

(6)神经障碍。

(7)阻塞性睡眠呼吸暂停综合征。

(8)尿路感染。

成年人频繁尿床不仅让自己尴尬,还可能意味着已经罹患比夜间遗尿症更严重的疾病,应到医院积极治疗。

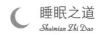

第二节　夜尿症（夜尿频繁）

按照医学教科书《睡眠医学（第2版）》的分类，夜尿症不属于睡眠障碍，但夜尿症可能严重干扰睡眠。笔者考虑到读者的需求，把夜尿症纳入本章进行介绍。

一、夜尿频繁是病吗

根据国际尿控协会（International Continence Society，ICS）2002年的定义，夜尿症（nocturia）是指夜间不得不醒来排尿，不包括入睡前最后一次和晨起后第一次排尿。国际尿控协会2002年的定义强调，这种夜间醒来的排尿必须是让当事人不满（complaint）才构成夜尿症。2018年发布的《夜尿症临床诊疗中国专家共识》以每晚夜间醒来排尿大于等于2次作为夜尿症的判断标准，但并未强调患者不满的标准。

夜尿症的患病率随年龄增加而增高。国内的研究结果表明，18岁以上人群夜间醒来排尿大于等于1次者占57.5%、大于等于2次者占24.7%，高龄、高身体质量指数、吸烟、高血压和糖尿病是引起夜尿症的高危因素。

普通人如果经常半夜被尿憋醒，对于是否需要治疗可以进行灵活处理。一般情况下，每晚醒来排尿2次会对睡眠质量产生不良影响，这种体验一般是让人不舒服的。如果经常发生这种情况，尽量就医治疗。但有些人醒来排尿后会立刻睡着，哪怕是每晚排尿 2 次甚至更多次数也不影响睡眠质量，本人也没有其他不舒服的感觉，遇到这种情况咨询医生后不做治疗也是可以的。有些人每晚醒来排尿次数只有 1 次，但醒来后再次入睡较为困难，影响了睡眠质量，这种情况也建议就医治疗。

二、夜尿症的原因

夜尿症的病因比较复杂，按照国际尿控协会 2019 年发布的《有关夜尿症的诊断和治疗的共识》，引起夜尿症的原因如下。

1. 下尿路问题

膀胱过度活动症、良性前列腺增生、间质性膀胱炎、膀胱疼痛综合征、神经源性膀胱等，均可导致膀胱容量减少。某些药物（如氯胺酮、膀胱灌注化疗药物等）也可引起此问题。

2. 肾脏问题

肾脏问题包括肾脏疾病，如肾性尿崩症和肾脏老化引起的问题。

3. 激素问题

抗利尿激素夜间分泌不足可导致夜尿增多，各种性激素也被认为与夜尿症存在一定关系。

4．睡眠和中枢神经系统问题

多种睡眠相关疾病（如阻塞性睡眠呼吸暂停综合征、失眠障碍、不宁腿综合征等）与夜尿症有关。

5．心血管问题

高血压、代谢综合征、心力衰竭与夜尿症有一定关系。

6．摄入食品和饮料问题

过多地摄入水、盐、蛋白质均有可能导致夜尿症。热量摄入过多会导致肥胖，肥胖也会增加人们患上夜尿症的可能性。

三、夜尿症的治疗

1．下尿路问题引起的夜尿症的治疗

有证据表明，对于膀胱和前列腺功能异常的夜尿症患者，生活方式干预疗法、药物治疗、手术治疗均有疗效。生活方式干预疗法包括膀胱功能训练、盆底肌肉锻炼、傍晚锻炼身体（如遛狗）。国际尿控协会认为，对于难治的夜尿症，在初始治疗阶段即可选择联合治疗（combination therapy）。生活方式干预旨在预防而非治疗肾脏疾病，这样的生活方式干预包括避免肥胖、高血压、糖尿病。建议肾衰竭患者限制盐、蛋白质和热量的摄入。

2. 肾脏问题引起的夜尿症的治疗

国际尿控协会认为，去氨加压素对部分肾性尿崩症有一定疗效，但由于该药物导致低钠血症的风险更高，因此不是严重肾功能衰竭患者的首选药物。关于肾功能达到何种水平才能开具去氨加压素，请遵医嘱。

3. 激素问题引起的夜尿症的治疗

国际尿控协会 2002 年已确认，雌激素水平低和绝经是女性夜尿症的一个触发因素，雄激素剥夺治疗与男性夜尿症有关。国际尿控协会认为，与绝经相关的夜尿症可以用生活方式干预疗法和激素替代疗法治疗。对于已绝经但又无更年期症状的女性，可以使用去氨加压素治疗夜尿症。

4. 睡眠与中枢神经系统疾病引起的夜尿症的治疗

有充分证据表明，使用呼吸机治疗阻塞性睡眠呼吸暂停综合征对相关的夜尿症治疗有帮助。对于哪一种是治疗失眠相关的夜尿症的最佳疗法，国际尿控协会的专家们尚未达成共识。不过无论如何，先把失眠治好总是好的。对于和不宁腿综合征有关的夜尿症，情况与失眠类似，专家们对最佳方案也尚未达成共识。对于患者来说，如果能把不宁腿综合征先治好，也总是好的。

5.心血管疾病引起的夜尿症的治疗

有充分证据表明，治疗心脏病、加强体育锻炼、限制盐摄入、减肥、预防水肿有助于夜尿症的治疗。

虽然去氨加压素是治疗夜尿症的常用药物，但对一些心脏病人和未受控制的高血压患者是禁用的，对另一些心脏病人是有条件使用的。

6.摄入食品和饮料引起的夜尿症的治疗

适当减少液体摄入对夜尿症的治疗有帮助。均衡的饮食对治疗夜尿症有帮助，相关的医学指南一般建议控制热量摄入。

四、国内外治疗夜尿症的专家共识差异

在药物治疗方面，国外的医学指南或专家共识包括国际尿控协会的专家共识一般把去氨加压素列为治疗夜尿症的首选药物。2018年版的中国专家共识的药物治疗方案也提到了去氨加压素，但未将其放在突出位置，按顺序它只排在第三位，前两位是α受体阻滞剂和M受体阻滞剂。国际尿控协会专家强烈推荐使用呼吸机治疗与阻塞性睡眠呼吸暂停综合征相关的夜尿症，而中国的专家未强调这一点。中国的专家较强调手术治疗，国际尿控协会的专家虽提及手术治疗，但未强调手术治疗的重大意义。

五、就诊建议

虽然夜尿症影响睡眠，但夜尿症属于典型的泌尿疾病，去医院就诊一般挂泌尿外科。关于夜尿症的中国专家共识的执笔专家有 16 位之多，执笔者涉及的单位也较多。不过，这些医生多数都在北京工作，比如执笔专家中排名第一的王建业医生。一般情况下，夜尿症患者在其所在地的综合医院就诊即可。如果病情复杂，也可到北京的知名医院就诊。对于患者来说，合理相信医生的判断是非常重要的。由于人的个体差异和其他原因，再权威的药典、医学指南、专家共识、药品说明书也不能完全取代医生的专业判断。

第三节 睡眠期磨牙

一、概述

根据中华人民共和国国家卫生健康委员会 2022 年 10 月发布的《磨牙症诊疗指南（2022 年版）》，磨牙症（bruxism）是指人在非生理功能状态下咀嚼肌不自主活动，使上下颌牙齿产生节律性或间断性的磨动或紧咬，一般在无意识状态下进行，可以发生在睡眠时，称为睡眠期磨牙（sleep-related bruxism）或夜磨牙，也可以发生在清醒期间，称为清醒期磨牙或日磨牙。美国国家牙科和颅面研究所（National Institute of Dentistry and Craniofacial Research，NIDCR）认为，实际上清醒期磨牙比睡眠期磨牙更常见，不过对睡眠期磨牙的研究比对清醒期磨牙的研究更多。睡眠期磨牙被认为是一种与睡眠有关的运动障碍。睡觉时咬紧牙齿或磨牙的人更有可能患上其他睡眠障碍，如打鼾和阻塞性睡眠呼吸暂停综合征。磨牙症是常见病，儿童发病率高达14%～17%，青少年期发病率平均为12%，青年至中年期的发病率约为8%，老年期的发病率不足3%，随年龄增长呈下降趋势。

二、病因

《磨牙症诊疗指南（2022年版）》认为，磨牙症的病因尚不明确，主要相关因素如下。

1. 精神心理因素

压力、紧张、疲劳和不良情绪均与磨牙症有关。研究结果显示，多数磨牙症患者存在焦虑、抑郁等负面情绪。

2. 中枢神经和睡眠因素

有研究结果显示，磨牙症的发生与中枢神经系统的某些神经递质异常或睡眠受打扰所导致的轻度觉醒异常有关。

3．遗传因素

磨牙症具有一定的家族遗传倾向，若父母患有磨牙症，其子女患磨牙症的概率会增高。

4．生活习惯因素

吸烟、饮酒及咖啡因的摄入与磨牙症相关，吸二手烟与儿童和青少年的磨牙症显著相关。

5．呼吸及气道因素

阻塞性睡眠呼吸暂停综合征和气道狭窄与磨牙症有一定的关联。

6．咬合因素

牙齿咬合关系不协调可能引发磨牙症。

除了以上6个因素，美国国家牙科和颅面研究所认为，还有一个因素可能与磨牙症相关，那就是药物。具体来说，就是某些用于治疗抑郁症、癫痫发作和注意缺陷多动障碍的药物可能会增加患磨牙症的概率。

妙佑医疗国际认为，好斗、好胜或多动的人格类型会增加患磨牙症的风险。另外，磨牙症可能与其他一些疾病也有关，如帕金森病、痴呆症、胃食管反流病。

三、症状

妙佑医疗国际认为，磨牙症的体征和症状可能包括：

（1）磨牙或咬牙，声音大到足以吵醒你的伴侣或室友。

（2）牙齿变平、折裂、碎裂或松动。

（3）牙釉质磨损，牙齿更深层暴露出来。

（4）牙齿疼痛或敏感性增加。

（5）疲劳或紧绷的下巴肌肉，甚至下巴定住，不能完全打开或关闭。

（6）下巴、颈部或面部疼痛或酸痛。

（7）感觉像耳痛，但实际上这不是耳朵的问题。

（8）从太阳穴开始的钝性头痛。

（9）咀嚼造成脸颊内侧的损伤。

（10）睡眠中断。

四、治疗原则

目前，尚缺乏能够治愈磨牙症的方法，临床中主要遵循的原则为：

（1）重视精神心理状况。

（2）预防磨牙症的损害。

（3）保护牙齿的健康。

精神心理因素与磨牙症相关性较强，如果患者的磨牙和心理状况有关，那么患者本人应努力消除紧张情绪，缓解精神压力，改变不良生活习惯，必要时，配合医生进行精神心理治疗。

如果存在磨牙问题，但牙齿的结构、功能基本正常，可不做口腔专业治疗。尽管如此，患者仍应定期到医院进行相关检查。

对于存在磨牙问题，且软硬组织结构已经出现异常的，患者应配合医生进行口腔治疗。

五、主要治疗方法

1. 咬合板治疗

咬合板是治疗磨牙症的一种行之有效的辅助装置，操作简便、无创，主要目的是分散磨牙时产生的负荷，防止牙齿硬组织损伤，降低肌张力，缓解肌肉和颞下颌关节的不适症状。

2. 肌松弛治疗

对于存在明显肌紧张的患者，可考虑采用针对肌肉的理疗按摩、肌痛点的封闭等，降低肌张力。

3. 牙齿矫正

在严重情况下，当牙齿磨损导致敏感或无法正确咀嚼时，牙医可能需要重塑牙齿的咀嚼表面或使用牙冠修复损伤。

4. 行为改变

美国国家牙科和颅面研究所、妙佑医疗国际、克利夫兰医学中心均建议把行为改变作为治疗磨牙的一种重要方法。克利夫兰医学中心指出，医生可能会教你如何正确地放松舌头、牙齿、嘴唇。你可能要学习如何自然且放松地让舌头上翘以缓解下巴的不适，同时保持上下牙分开和嘴唇闭合。具体做法请咨询医生。

5. 多学科联合治疗

对于存在明显精神心理问题、睡眠障碍的患者，牙医可与心理医生合作，针对性地采取心理治疗和生活习惯指导，调节患者的焦虑、抑郁、紧张等情绪，改善睡眠质量，指导患者形成健康的生活习惯。

六、治疗相关疾病

相关疾病的治疗可能包括以下几点。

1. 药物

如果磨牙症是由某种药物的副作用而导致的，可以咨询医生，尝试改变用药。

2．睡眠相关疾病

解决与睡眠有关的疾病（如阻塞性睡眠呼吸暂停综合征）之后，磨牙症可能也会得到改善。

3．其他疾病

如果确定病因是基础疾病，如胃食管反流病，则治疗基础疾病可能会改善磨牙症。

七、患者的注意事项

美国国家牙科和颅面研究所建议，患者应注意以下事项：

（1）定期看牙医，无论你现在有无磨牙症。如果你独居，原本也不知道自己有没有磨牙，那么可以在常规的口腔检查时请牙医检查自己是否有磨牙的迹象。

（2）做一些让自己放松的活动，如太极、瑜伽或冥想等。做心理咨询也有助于缓解压力。

（3）不喝酒，不喝含咖啡因的饮料。

（4）不抽烟。

八、就诊建议

在很多情况下，磨牙症不需要治疗。儿童磨牙一般也不需要治疗，很多人随年龄增长便不再有磨牙问题。另外，许多成年人的磨牙状况也没有严重到需要治疗的程度。但是如果问题严重，则需要选择某种治疗手段。很多时候即使不需要治疗，这个判断也是由医生做出的，而不是由患者本人或者患者家长做出的。

对于磨牙问题，一般到口腔科就诊，但也可以到睡眠科或心理科就诊。多数情况下应首先去口腔科就诊，但是磨牙可能是由心理因素或其他疾病引起的，所以到实力强的综合性医院就诊比较好，方便两个以上科室联合诊治。

第四节　打鼾也是病——单纯性鼾症

"听！他在打鼾，他睡得好香啊！"生活中大家可能都听过这种说法，即"打鼾是睡得香的表现"。然而，这种说法是错的。打鼾不但不是睡得香的表现，还是疾病的征兆。打鼾与两种疾病相关：较轻的一种是单纯性鼾症，较重的一种是阻塞性睡眠呼吸暂停综合征。本节笔者讨论单纯性鼾症，在下一节笔者将讨论阻塞性睡眠呼吸暂停综合征。

要理解为什么"打鼾是病"，首先人们要明白鼾声是怎么产生的。正常人的睡眠呼吸是均匀且无声的，一旦出现鼾声，即表明上呼吸道发生了狭窄或塌陷。鼾声就是因为上呼吸道狭窄或塌陷造成气流加速，气流加速引起了上呼吸道的振动，这种上呼吸道振动产生的刺耳噪声就是鼾声。上呼吸道狭窄或塌陷显然不是好事。

一、定义

单纯性鼾症也称原发性鼾症或习惯性鼾症，简称"鼾症"。鼾症是指患者睡眠时反复出现鼾声，鼾声可轻可重，鼾声可影响同床者甚至全家人的睡眠，有时鼾声甚至重得能把患者自己吵醒。这里所说的鼾声不伴有呼吸暂停、低通气、呼吸努力相关微觉醒或肺泡低通气。本节所讲的鼾症也不能引起患者夜间失眠或白天嗜睡。

二、发病率

偶尔打鼾是非常普遍的。由于尚未有关于打鼾频率和鼾声分贝数的统一定义，各种文献统计的鼾症发病率相差很大。《默沙东诊疗手册》引用的数据是，大约57%的男性和40%的女性打鼾。《睡眠障碍国际分类（第3版）》引用的数据是，习惯性打鼾的成年男性为40%，习惯性打鼾的成年女性为24%。总之，成年人打鼾是非常普遍的。

三、病因

上呼吸道狭窄是引起打鼾的解剖原因，而引起上呼吸道狭窄的高危因素包括：

（1）高龄。总体而言，年龄越大，越容易打鼾。

（2）肥胖。颈部脂肪堆积导致呼吸道狭窄。

（3）饮酒。酒后咽喉部充血肿胀导致呼吸道变窄。

（4）抽烟。抽烟可诱发上呼吸道黏膜炎症和增生，导致上呼吸道狭窄。

（5）服用某些药物。例如，某些镇静剂、麻醉剂、肌肉松弛剂等。

（6）鼻塞。鼻塞会让呼吸道变窄。

（7）睡眠不足。睡眠不足会导致喉咙进一步松弛。

（8）睡姿。当仰卧睡觉时，打鼾通常更为频繁和响亮。

（9）性别。男性打鼾的概率高于女性。

（10）女性绝经。雌激素下降对上呼吸道扩张肌活动失去保护。

（11）女性妊娠。孕期体重增加、脂肪堆积造成上呼吸道狭窄。

（12）存在可以阻挡气流的异常结构。如肥大的扁桃体、鼻中隔偏曲、鼻息肉、大舌、软腭扩大、咽侧变窄等。

四、诊断

打鼾症状是很明显的，诊断单纯性鼾症主要是排除阻塞性睡眠呼吸暂停综合征。关于阻塞性睡眠呼吸暂停综合征的诊断，笔者将在下一节讨论。

五、生活中的预防与控制

（1）减重。

（2）戒酒。至少临睡前避免饮酒。

（3）戒烟。

（4）确保睡眠充足。

（5）尽量避免仰卧。打鼾的人以侧卧睡为宜。

（6）仰卧时抬高床头。智慧床垫可以帮你轻松做到这一点。

（7）慎服镇静安眠与肌松类药物。这些药物可能加重打鼾。

（8）应用止鼾贴片或外鼻扩张器。妙佑医疗国际和克利夫兰医学中心均认为，这两种物品可能有助于止鼾，但这两种物品未在中国注册或备案为医疗器械。

六、医药疗法

有些人认为，单纯性鼾症不用治疗，因为单纯性鼾症除了制造噪声，并没有其他的危害与风险。然而近年来，不少研究表明，单纯性鼾症可能引起血压升高，进而发展为阻塞性睡眠呼吸暂停综合征。因此，对单纯性鼾症不得大意。单纯性鼾症的医药疗法如下。

1. 治疗鼻塞

有一部分打鼾是由鼻塞引起的，治疗鼻塞有助于减轻或消除打鼾症状。但要注意如果是长期鼻塞，一直使用减充血剂和（或）皮质类固醇喷雾剂可能产生副作用。虽然鼻塞看起来是小毛病，但治疗鼻塞还是要咨询医生，不可随便用药。

2. 佩戴口腔矫治器

关于口腔矫治器，最常用的两种分别是舌保持器和下颌前移保持器。口腔矫治器有助于前移你的下巴、舌头和软腭的位置，以保持气道畅通。如果选择使用口腔矫治器，你需要配合口腔专家以优化矫治器的贴合度和位置。你还需要睡眠专家的指导以确保口腔矫治器按预期的方式工作。随后你需要定期到医院检查以确定口腔矫治器的贴合度并评估口腔健康状况，当然也要持续评估佩戴矫治器后治疗打鼾的效果。

佩戴口腔矫治器可能产生的副作用包括唾液分泌过多、口腔干燥、颚部疼痛和面部不适等，因此，很多患者不愿佩戴。

3. 手术治疗

不同患者打鼾的原因不同，有多种手术方法可以治疗打鼾。例如，腺样体肥大可做腺样体切除，鼻中隔偏曲可做鼻中隔矫正术等。

4. 持续气道正压通气

持续气道正压通气（continuous positive airway pressure，CPAP）主要用于治疗阻塞性睡眠呼吸暂停综合征，但也可以治疗单纯性鼾症。由于持续气道正压通气治疗并不方便，仅有少量的单纯性鼾症患者接受持续气道正压通气治疗。对于用持续气道正压通气的方法来治疗单纯性鼾症，有人可能认为这是"杀鸡用了宰牛刀"，而作为大学医学教材的《睡眠医学（第 2 版）》也未推荐用持续气道正压通气方法治疗单纯性鼾症。但还是应该把持续气道正压通气作为治疗单纯性鼾症的备选方案之一。中华医学会呼吸病学会睡眠呼吸障碍学组组织编写的《睡眠呼吸病学（第 2 版）》就把持续气道正压通气写进了治疗单纯性鼾症的方案里。

5．液体止鼾器

目前，液体止鼾器的相关内容还未被写入相关的医学教材，但是液体止鼾器这些年得到了很快的发展。截至 2023 年 6 月 16 日，名称带有"鼾"字的境内医疗器械注册证共有 40 个，其中液体止鼾器共有 30 个，刚好占了四分之三。拿到医疗器械注册证的企业分布在河南、山西、福建、四川、吉林、江西、青海、江苏、湖北、陕西 10 个省份，这显示了液体止鼾器受到各地医药企业的认可，也受到各地药监局的认可。从市场来看，目前很难确认各种止鼾产品的销量，但是如果在电商平台搜索"打鼾"这一关键词，销量排名靠前的多为液体止鼾器。

根据各省药监局的批文，各家企业的液体止鼾器的成分和结构基本一致。产品由喷雾瓶、喷嘴和喷雾液组成，喷雾液由聚山梨酯 80、甘油、山梨酸钾等成分组成。液体止鼾器通过润滑和软化咽部黏膜、保持黏膜湿润，降低上呼吸道阻力，以改善呼吸受阻状况，减轻和消除打鼾症状。对于一般老百姓来讲，它虽然是医疗器械，但看起来就像滴鼻药水，使用起来非常方便。

鉴于液体止鼾器是具有医疗器械注册证的止鼾产品，并且有较多的打鼾者购买，有需求的读者可以试试。虽然不能保证这类产品百分百有效，但毕竟这是有"证"产品，并且得到很多消费者认可，所以值得一试。

第五节　打鼾可能是严重的病——阻塞性睡眠呼吸暂停综合征

上一节提及打鼾可能是单纯性鼾症的症状，也可能是阻塞性睡眠呼吸暂停综合征的症状，并讨论了单纯性鼾症，本节笔者将讨论阻塞性睡眠呼吸暂停综合征。需要指出的是，成年人阻塞性睡眠呼吸暂停综合征与儿童阻塞性睡眠呼吸暂停综合征有一定的区别，本节内容如无特别说明，阻塞性睡眠呼吸暂停综合征均指成年人阻塞性睡眠呼吸暂停综合征。

一、打鼾与阻塞性睡眠呼吸暂停综合征

打鼾尤其是响亮的鼾声是阻塞性睡眠呼吸暂停综合征的症状，但睡觉打鼾不一定就意味着得了阻塞性睡眠呼吸暂停综合征，更可能只是得了常见的单纯性鼾症。阻塞性睡眠呼吸暂停综合征患者也不是都打鼾的，有少数的患者是不打鼾的。国外有研究表明，大约有15%的阻塞性睡眠呼吸暂停综合征患者不打鼾。

二、定义

根据《国际疾病分类第十一次修订本》的描述，阻塞性睡眠呼吸暂停综合征的特征是由睡眠中出现的上呼吸道阻塞引起的反复呼吸暂停或低通气。反复的呼吸暂停或低通气通常会导致血氧饱和度下降，并且呼吸暂停或低通气通常会因睡眠中的微觉醒而终止。虽然不是每个人都如此，但在很多情况下，过度嗜睡是患者的主要症状。失眠、睡眠质量差、疲劳等症状在患者中也很常见。上呼吸道阻力综合征具有相同的病理生理学，应在此处进行分类。对于成年人（大于等于 18 岁），当发生阻塞性事件（如呼吸暂停、低通气或与呼吸事件相关的微觉醒）的频率大于等于每小时 15 次时，应诊断为阻塞性睡眠呼吸暂停综合征。当前述呼吸事件频率大于等于每小时 5 次，并且满足下述三个条件之一者，也可以被诊断为该呼吸障碍。

（1）出现可归因于该呼吸障碍的症状（如嗜睡或睡眠中断等）。

（2）报告了夜间呼吸窘迫或观察到的呼吸暂停、习惯性打鼾。

（3）存在高血压、情绪障碍、认知功能障碍、冠状动脉疾病、中风、充血性心力衰竭、心房颤动或 2 型糖尿病等。

在儿童中，当呼吸阻塞性事件的频率超过每小时 1 次，并伴有与呼吸障碍相关的体征或症状时，就应诊断为阻塞性睡眠呼吸暂停综合征。

三、症状

阻塞性睡眠呼吸暂停综合征的常见症状包括：

（1）大声打鼾。

（2）睡眠期间呼吸暂停。

（3）高血压。

（4）醒来时感觉口干或咽喉疼痛。

（5）突然醒来，伴有喘气或呛噎。

（6）早晨头痛。

（7）夜间难以保持持续睡眠（失眠）。

（8）白天嗜睡严重。

（9）醒着时很难集中注意力。

（10）情绪变化，如抑郁或易怒。

（11）性欲下降。

四、患病率与高危人群

阻塞性睡眠呼吸暂停综合征诊断的"金标准"为多导睡眠监测，而多导睡眠监测做起来比较复杂，因此，阻塞性睡眠呼吸暂停综合征患者多数未得到确诊。普通人群的阻塞性睡眠呼吸暂停综合征患病率很难被统计。由于年龄、性别、肥胖程度、饮食结构等因素不同，患病率也相差极大。各项研究中报道的阻塞性睡眠呼吸暂停综合征患病率为 1.1%～41.4%。2019 年发表于 *The Lancet Respiratory Medicine* 的一篇论文显示，全球约有 13.61

亿 30～69 岁的成年人患有不同程度的阻塞性睡眠呼吸暂停综合征。其中，我国患病人数居首位，患者达 1.76 亿人。

五、病因

阻塞性睡眠呼吸暂停综合征是多种因素交互作用的结果，上呼吸道塌陷是解剖因素。阻塞性睡眠呼吸暂停综合征的主要易感因素如下。

1. 遗传

在确诊患者中，38%～54% 的发病倾向可由遗传因素解释。

2. 肥胖

超重和肥胖人群更易患阻塞性睡眠呼吸暂停综合征。

3. 性别

男性比女性更易患阻塞性睡眠呼吸暂停综合征。

4. 年龄

年龄越大，越容易患阻塞性睡眠呼吸暂停综合征，但 65 岁后的患病率比较平稳。

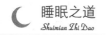
5. 睡姿

仰卧比侧卧更容易引起阻塞性睡眠呼吸暂停综合征。

6. 饮酒

长期大量饮酒可引起或加重阻塞性睡眠呼吸暂停综合征。

7. 抽烟

可能与上呼吸道炎症水平增加有关。

8. 药物

多种药物可引发阻塞性睡眠呼吸暂停综合症,如某些催眠药。

9. 其他疾病

某些内分泌等相关疾病可引发阻塞性睡眠呼吸暂停综合征。

六、引起的损害

在阻塞性睡眠呼吸暂停综合征发生过程中,患者呼吸暂停的时间可能持续 10 秒或更长。患者的大脑会感觉到这种呼吸障碍

并暂时将患者从睡眠中唤醒，以便患者可以重新呼吸。这种唤醒
通常很短暂，患者可能都不记得。患者可能一晚上微觉醒无数
次，导致睡眠结构紊乱、睡眠质量下降，但他（她）们有可能
没意识到自己没睡好。

阻塞性睡眠呼吸暂停综合征可能引发多系统的损害，现简述
如下。

1. 心血管系统

可引发高血压、冠心病、难治性心力衰竭等心血管疾病。

2. 内分泌系统

可引发糖尿病、血脂代谢异常、代谢综合征。

3. 呼吸系统

严重患者可出现呼吸衰竭，可加重哮喘。

4. 泌尿系统和生殖系统

遗尿和夜尿次数增多，可引起性功能障碍。

5. 消化系统

可并发胃食管反流病，引起脂肪肝。

6. 神经系统

引起认知功能损害和情绪障碍，并发脑血管疾病，并发癫痫。

7. 眼部

引发青光眼等眼病。

8. 耳鼻喉

可引起听力下降，以及鼻炎与咽炎。

七、何时就诊

如果你有以下情况，可以考虑去医院诊断：

（1）打鼾声太大，影响了你或其他人的睡眠。

（2）醒来时感觉喘不过气或感到呛噎。

（3）睡眠期间发生呼吸暂停。

（4）夜间睡眠时长超过 7 小时，白天依然过度嗜睡。

如果不借助任何工具，打鼾声太大或者睡眠期间发生呼吸暂停往往都是由患者的同住者发现的。如果你独居，又想知道近期自己是否打鼾或者睡眠期间有无发生呼吸暂停。可以在手机上下载睡眠监测类 App。下载这类 App 后，只要把手机放在枕头旁边就可监测自己的睡眠状况。这类 App 监测到的数据不一定非常精确，但可以让你知道睡眠期间是否发生了打鼾和呼吸暂停，这类

App 最大的好处是便宜甚至免费。如果你有上述可疑症状，建议就医检查。

八、治疗

1. 正压通气

对于中重度阻塞性睡眠呼吸暂停综合征，正压通气是首选疗法。在这种治疗方法中，呼吸机通过插入鼻内或覆盖口鼻的装置，在你睡觉时为你输送气体。正压通气可减少睡眠时发生的呼吸暂停次数，缓解日间嗜睡症状并提高生活质量。最常见的正压通气类型被称为持续气道正压通气。采用这种治疗方法时，所吸入空气的压力持续、稳定且略高于周围空气，足以让上呼吸道保持张开状态，且这种气压能预防阻塞性睡眠呼吸暂停综合征和打鼾。持续气道正压通气呼吸机又分多种类型，具体可咨询医生，本节不再详述。

2. 口腔矫治器

有多种口腔矫治器可治疗阻塞性睡眠呼吸暂停综合征，具体包括软腭保持器、舌保持器、下颌保持器等。口腔矫治器主要用于中轻度阻塞性睡眠呼吸暂停综合征的治疗，不过有不少患者觉得佩戴起来不太舒服，因此应用不是很普遍。

3. 手术治疗

不同患者患阻塞性睡眠呼吸暂停综合征的原因不同，不同患者的身体素质也不同，因此，有些患者适合做手术，有些患者不适合做手术。适合做手术的患者由于上呼吸道病变位置不同等因素，所做的手术类型也可能不同。治疗阻塞性睡眠呼吸暂停综合征的手术类型多种多样，具体包括鼻中隔矫正手术、鼻甲手术、改良腭咽成形术、软腭前移术、减重手术等。

4. 液体止鼾器

部分企业的液体止鼾器也被药监局批准用来治疗中轻度的阻塞性睡眠呼吸暂停综合征。液体止鼾器的好处是使用方便且不适感较小，使用起来感觉和滴鼻药水一样。中轻度的阻塞性睡眠呼吸暂停综合征患者也可以考虑使用液体止鼾器。

5. 生活方式干预

在很多情况下，生活方式干预可能是应对阻塞性睡眠呼吸暂停综合征最恰当的方法。可考虑下列建议：

（1）减重。如果你超重或肥胖，则应减重。

（2）运动。适当运动可帮助缓解症状。

（3）戒酒。如不能戒酒，也要控制饮酒，避免在睡前饮酒。

（4）戒烟。如不能戒烟，那就少吸一些。

（5）治疗鼻塞。建议咨询医生，一些滴鼻药水不能长期用。

（6）睡姿。避免仰卧睡眠，尽量侧卧睡眠。

（7）避免服用某些镇静剂。这些镇静剂包括某些抗焦虑药或安眠药。

第六节　发作性睡病

发作性睡病（narcolepsy）是一种慢性睡眠障碍，主要特征是日间过度嗜睡，常伴突发的猝倒。发作性睡病是学术界非常关注的一种睡眠障碍，但是它的发病率并不高，一般认为，中国人患病率在 0.04% 左右。

发作性睡病可分为以下两种类型：

1 型发作性睡病：由下丘脑分泌素缺乏所致，且伴有猝倒的发作性睡病（由突然的情绪反应所诱发的瞬间肌无力或瘫痪）。

2 型发作性睡病：促食欲素水平正常，且不伴有猝倒的发作性睡病。

一、主要症状

1. 日间过度嗜睡

所有的发作性睡病患者都存在日间过度嗜睡这个症状，发作性睡病患者会无征兆地突然入睡。这种情况可能发生在任何时间和任何地点，可能发生在你感到无聊时，或在工作、学习或做其他事情期间。例如，你可能正在和朋友说话，然后突然就睡着了。如果你在开车时突然睡着或者走在路上时突然睡着，这会特别危险。你可能只会睡几分钟，也可能睡几十分钟。醒来后，你会感到头脑清醒，但这种清醒不会长久维持，你还会再次犯困。

此外，你在白天的警觉性和专注度也可能降低。日间过度嗜睡通常是最早出现的症状。白天犯困会使人难以集中精力和进行正常活动。

2. 猝倒

猝倒又称肌肉张力突然丧失。猝倒可能导致患者言语不清或大部分肌肉完全无力。猝倒症状可能持续数秒至数分钟。据统计，60%～70%的发作性睡病患者会出现猝倒症状。有些发作性睡病患者每年只有一两次猝倒，有些患者可能每天发生数次猝倒。

猝倒是无法控制的。猝倒一般是由强烈的情感刺激引起的。引起猝倒的往往是积极的情绪，大笑可能会引发猝倒，但有时恐惧、惊讶或愤怒也可能导致猝倒。猝倒发作时患者意识清楚，症状发作可造成患者膝盖突然失去力量以致跌倒或被迫坐下。但更常见的是局部肌肉张力突然丧失，症状比较轻微，如突然低头、面部表情异常或者张口、吐舌等。

3. 睡眠瘫痪

发作性睡病患者经常出现睡眠瘫痪。睡眠瘫痪多在入睡或起床时出现，症状发作时患者无法移动或说话。这种情况通常持续时间较短（一般为数秒至数分钟），但这种情况可能使人感到恐惧。正常人也可发生睡眠瘫痪，不过，发作性睡病患者的发作频率和程度高得多。

4. 睡眠幻觉

有些时候，患者会在睡眠瘫痪期间看到不存在的东西。在非睡眠瘫痪期间，有的患者也可能在入睡或醒来时出现幻觉。在入睡时出现的幻觉称作睡前幻觉，在醒来时出现的幻觉称作醒后幻觉。部分患者在日间小睡或犯困时也会出现幻觉。

5. 夜间睡眠质量不佳

患者一般无睡眠困难，但夜间觉醒次数增多，夜间觉醒多发生在入睡后 2～3 小时，常伴有再次入睡困难这一问题。此外，患者夜间体动明显增多。患者早上常因困倦而起床困难。

二、治疗

1．一般治疗

发作性睡病患者应保持规律且充足的夜间睡眠。另外，白天应有计划地安排小睡特别是午睡来减少其他时候的睡意。此外，应避免从事容易引发事故的工作。

2．药物治疗

治疗发作性睡病的药物包括：

（1）莫达非尼或阿莫达非尼。这些药物不像以前的促觉醒药那么容易让人产生依赖，并且不会产生旧版促觉醒药导致的情绪高低起伏。这些药物的副作用并不常见，但也可能会引起头痛、恶心或焦虑。另外，这两种药物在我国都属于受管制的精神药品，必须严格遵医嘱用药。

（2）索利氨酯和替洛利生。这些是用于治疗发作性睡病的新型促觉醒药，其中替洛利生可能还对猝倒有一定的治疗效果。

（3）哌甲酯或苯丙胺。这些药物有效，但容易让人产生依赖，而且容易导致精神紧张和心率加快等副作用。

（4）血清素和去甲肾上腺素再摄取抑制剂或选择性血清素再摄取抑制剂。这些药物会抑制快速眼动睡眠。医生可能会开这些药物以帮助缓解猝倒、幻觉和睡眠麻痹等症状。其中包括文拉法辛、氟西汀和舍曲林。这些药物的副作用可能包括体重增加、失眠和消化不良等。

（5）三环类抗抑郁药。这类抗抑郁药可能对治疗猝倒有疗效，但也可能导致口干和头重脚轻等副作用。这些药物包括普罗替林、丙米嗪和氯米帕明。

（6）羟丁酸钠和羟丁酸盐。这些药物在缓解猝倒症状方面效果很好，还可能有助于控制日间过度嗜睡。发作性睡病患者的夜间睡眠质量往往比较差，它们也有助于改善夜间睡眠。这些药物可能有副作用，如恶心、尿床和睡行（梦游）。此外，这些药物与其他安眠药、麻醉止痛药或酒一起服用可能导致呼吸困难、昏迷，甚至死亡。如果需要服用此类药物，一定要咨询医生并在医生指导下使用，切不可擅自服用。

部分非处方药，包括一些抗过敏药和感冒药可能导致嗜睡。如果你是发作性睡病患者，请咨询医生这些药物是否适合你，医生可能建议你不要服用这些药物。

研究人员正在研究的药物包括针对下丘脑分泌素化学系统的药物。目前，有关的研究人员正在研究治疗发作性睡病的其他疗法，如免疫疗法，希望更好的疗法尽快问世。

第七节　不宁腿综合征

一、概述

不宁腿综合征又称不安腿综合征，是一种感觉运动障碍性疾病。不宁腿综合征主要表现为强烈的、几乎不可抗拒的活动腿的欲望，症状主要发生在傍晚或夜间，安静或休息时加重，活动后好转。不宁腿综合征严重影响患者的生活质量，尤其可导致失眠、抑郁和焦虑。此病可能出现在任何年龄阶段，发病率随年龄增长而升高，女性患病率大约为男性的 2 倍。不宁腿综合征在欧美发达国家较为常见，患病率为 5%～10%。亚洲人的患病率较低，为 0.1%～3.0%。国内相关统计较少，一般认为，此病在国内的患病率较低，这可能是国内普通民众不了解此病的重要原因。

二、症状

不宁腿综合征的常见特征包括以下几点。

1. 症状起始于休息期间

通常在长时间躺下或坐着之后出现症状。例如，在卧室的床上，在办公室、汽车或电影院里。

2. 随着运动缓解

症状随着运动而减少，比如伸展、摆动腿、走路、跑步。

3. 夜间症状恶化

症状多发生在夜间。

4. 夜间腿部抽搐

不宁腿综合征可能与睡眠周期性肢体运动这种较为常见的病症有关，后者导致你在入睡后腿部抽搐和踢腿，而且可能持续一整夜。

人们通常把不宁腿综合征的症状描述为腿部或脚部非常强烈的不适感。症状通常影响身体两侧，手臂也可能受累，但不太常见。

这些感觉通常出现在肢体内，而不是皮肤上，患者将其描述为：

（1）蚁爬感。

（2）蠕动感。

（3）牵拉感。

（4）抽动。

（5）疼痛。

（6）瘙痒。

（7）触电感。

患者有时很难将感觉解释清楚。不宁腿综合征患者通常不会把自己的状况描述为肌肉抽筋或麻木，但他们总描述自己有移动双腿的冲动。症状有时很严重，有时相对轻微。有时症状会消失一段时间后又复发。

三、何时就诊

有些不宁腿综合征患者从未看过医生，因为他们不知道有这么一种病。不宁腿综合征可能干扰你的睡眠，导致白天嗜睡，并影响你的生活质量。如果你认为自己可能患有不宁腿综合征，请咨询医生。

四、病因

不宁腿综合征的发病机制尚不明确。目前，较为流行的观点包括中枢神经系统铁缺乏、中枢神经系统多巴胺功能紊乱和基因变异等。

五、诊断

医生会询问你的病史，并让你描述自己的症状。不宁腿综合征的诊断标准由国际不宁腿综合征研究组（International Restless Legs Syndrome Study Group，IRLSSG）建立，根据该标准，确诊不宁腿综合征需要同时满足以下 3 项。

（1）有迫切需要活动腿部的欲望，通常伴腿部不适感或认为是由腿部不适感所致，同时符合以下症状。

第一，症状在休息或不活动状态下出现或加重，如躺着或坐着。

第二，运动，如行走或伸展腿部，可使症状部分或完全缓解，至少在活动时症状得到缓解。

第三，症状全部或主要发生在傍晚或夜间。

（2）上述症状不能由其他疾病或行为问题（如腿抽筋、姿势不适、肌痛、静脉曲张、下肢水肿、关节炎或习惯性踮脚等）解释。

（3）上述症状导致患者忧虑、苦恼、睡眠紊乱，或出现心理、躯体、社会、职业、教育、行为及其他重要方面的功能障碍。

六、治疗

1. 一般治疗

（1）避免使用可能诱发不宁腿综合征的药物。

第一，多巴胺受体拮抗剂。如酚妥拉明、硝酸甘油、硝普钠、甲氧氯普胺以及抗精神病药物。

第二，抗抑郁药。三环类抗抑郁药、5－羟色胺再摄取抑制剂、去甲肾上腺素等。

第三，抗组胺药。如苯海拉明等。

第四，钙离子通道阻滞剂。如硝苯地平、氨氯地平等。

（2）保持良好的睡眠卫生习惯。

养成良好的睡眠习惯，如腿部不适感减轻一段时间后，尽量每天在同一时间入睡。睡前洗澡或进行简单的活动可以减轻症状，尽可能避免睡眠不足，并尽可能避免咖啡因、茶、尼古丁、酒精等的摄入。

2. 药物治疗

（1）铁剂。常用的口服补铁剂包括琥珀酸亚铁、硫酸亚铁、富马酸亚铁和多糖铁复合物等。静脉铁剂有葡萄糖酸钠铁、蔗糖铁、羧基麦芽糖铁、低分子右旋糖酐铁、异麦芽糖酐铁 1000 和超顺磁纳米氧化铁等。需要注意的是，患者应先检查血铁水平并在医生的指导下才能使用铁补充剂。补铁最常见的不良反应是恶心和便秘。

（2）增加脑多巴胺的药物。这类药物会提高大脑中多巴胺的水平。其中，普拉克索和罗替高汀受到《中国不宁腿综合征的诊断与治疗指南（2021 版）》和妙佑医疗国际的推荐。另外，这两种药物经美国食品药品监督管理局批准，可用于治疗中重度不宁腿综合征。这些药物的短期副作用一般比较轻微，包括恶心、头晕和疲劳。

（3）影响钙通道的药物。某些药物如加巴喷丁和普瑞巴林，对部分不宁腿综合征患者有效。这些药物受到《中国不宁腿综合征的诊断与治疗指南（2021 版）》和妙佑医疗国际的推荐，但是尚未在中国获批用于不宁腿综合征的治疗。

（4）阿片类药物。长期以来，临床医生基于临床经验将阿片受体激动剂用于治疗不宁腿综合征。总的来说，阿片类药物的耐受性好，出现恶化的可能性小。主要的不良反应包括潜在的滥用风险、诱发或加重睡眠呼吸暂停、抑制心血管系统等。

（5）催眠药物。使用这些药物有可能改善夜间睡眠，但不能消除活动腿的欲望，并且可能导致白天嗜睡。这些药物一般只在没有其他缓解疗法的情况下使用。

患者可能需要和医生进行多次沟通，才能找到最有效的药物或药物组合。

第八节　睡眠瘫痪（"鬼压床"）

一、什么是睡眠瘫痪

你经历过睡眠瘫痪吗？一个人躺在床上，感觉身上被什么压住了，想动动不了，想喊喊不出。这种情况的迷信叫法就是"鬼压床"。当然这世界上并无鬼魂的存在，更不存在什么"鬼压床"。民间所谓"鬼压床"的描述按照医学术语一般是指睡眠瘫痪，又称睡眠麻痹，当然，也有可能是与非睡眠障碍相关的低钾性麻痹等疾病恰好在睡眠期间发作。

如同失眠有时是指一种症状，有时又是指一种疾病，睡眠瘫痪也是如此。当睡眠瘫痪是指一种症状时，它可能是复发孤立性睡眠瘫痪（recurrent isolated sleep paralysis，RISP）的症状，也可能是发作性睡病的症状。当睡眠瘫痪是指一种疾病时，按照《睡眠障碍国际分类（第 3 版）》的定义，它等同于复发孤立性睡眠瘫痪，又译为反复发作的孤立性睡瘫症。

二、特征

复发孤立性睡眠瘫痪的基本特征是在睡眠起始（睡前型）或睡醒时（醒后型）不能随意活动。复发孤立性睡眠瘫痪的症状包括不能移动肢体、躯干、头部或不能说话，一般不影响呼吸，但有些人有窒息感。症状发作时患者意识完全清楚，可回忆发作过程。据国外统计，有25%～75%的患者睡眠瘫痪发作时伴有幻觉。由于意识清楚却不能移动身体，且多数患者不了解自己为何遭遇睡眠瘫痪，再加上可能出现的幻觉，患者往往会产生严重焦虑的情绪，特别是在最初发作的时候。每次发作通常持续数秒到20分钟，平均持续时间为6分钟，之后自行消失或受到外界刺激（尤其是其他人对患者讲话、碰触或移动等）后消失，患者通过自身的努力挣扎也可能提前结束睡眠瘫痪状态。

三、发病概率

由于先前全球各地的调查使用了不同的疾病定义，以及样本选择问题，不同的调查得出的发病率相差较大。《睡眠障碍国际分类（第3版）》显示，有15%～40%的人至少经历过一次睡眠瘫痪发作。本病在任何年龄段均可能发作，但通常青少年时期起病，多出现于20～30岁，发病后可能持续数年。

四、易感因素和诱发因素

睡眠剥夺（之前整晚没睡或睡眠不足）、睡眠－觉醒时间不规律是睡眠瘫痪发作的明确诱发因素。其他可能的易感因素和诱发因素包括：

（1）精神压力。

（2）仰卧位睡姿。

（3）明尼苏达多相人格调查表中偏执指数较高。

（4）双相情感障碍。

（5）个人的精神创伤史和创伤后应激障碍、惊恐障碍、焦虑障碍。

（6）服用抗焦虑药物。

（7）睡眠相关腿部痉挛。

（8）阻塞性睡眠呼吸暂停综合征。

（9）过度疲劳。

（10）倒班（上夜班）。

（11）高速跨越时区。

（12）睡眠质量不佳。

（13）饮酒。

（14）睡眠瘫痪的家族史。

五、发病机制

睡眠瘫痪的发病机制尚不清楚。一般认为，夜间睡眠瘫痪发作可能与从快速眼动睡眠中醒来有关。用通俗的语言解释就是，当患者从快速眼动睡眠中醒来时，身体的一部分已经清醒了，但身体的另一部分还处在睡眠状态，因此动弹不得。这种理论似乎很好地解释了醒后瘫痪，但睡前瘫痪也是睡眠瘫痪的一种形式，睡前瘫痪又该如何解释呢？也许是患者睡前整个身体也进入了半睡半醒状态吧。

六、预防与治疗

1. 心理应对

目前，医学上并未发现睡眠瘫痪对人体有明确的危害。睡眠瘫痪发作时，如果人们相信科学且坦然接受睡眠瘫痪，抱着"我就多躺一会儿，没事儿"这种心态，那么睡眠瘫痪就不再是病。复发孤立性睡眠瘫痪的诊断标准必须满足4个条件，其中的一个条件是"每次发作导致显著的痛苦，包括卧床时焦虑或害怕入睡"。这里的痛苦主要是指精神层面的，如果你坦然接受睡眠瘫痪，它发作几分钟，你就自然地多躺几分钟，不焦虑、不害怕入睡，那它就不是病。

2. 行为预防

鉴于睡眠不足、睡眠－觉醒时间不规律等是睡眠瘫痪的诱发因素，若要减少睡眠瘫痪的发生，应养成良好的睡眠习惯。要尽量避免前文提到的任何睡眠瘫痪的易感因素和诱发因素的形成。

3. 睡眠瘫痪发作时的处理

研究表明，睡眠瘫痪发作时，转移注意力、调整情绪、放松身心可能有助于睡眠瘫痪症状的提前结束。克利夫兰医学中心也提到，虽无确凿证据，但睡眠瘫痪发作时，先让身体的一小部分活动起来（如先活动一个手指，再活动下一个）可能会让睡眠瘫痪提前结束。

4. 药物治疗

对于复发孤立性睡眠瘫痪，目前还没有权威的医学指南指导如何治疗，国外的医学资料如克利夫兰医学中心的科普文章、美国国立医学图书馆收录的 2023 年 4 月更新的有关睡眠瘫痪的最新文献综述都并未提到使用药物治疗睡眠瘫痪。但国内的医学教材《睡眠医学（第 2 版）》和某些医学论文都提到某些抗抑郁药可以治疗睡眠瘫痪。如果患者有意通过药物治疗睡眠瘫痪，一定要咨询医生，切不可擅自服药。

参考文献

［1］龚明俊，付皆，胡晓飞. 运动锻炼干预睡眠障碍效果的 Meta 分析［J］. 中国体育科技，2020，56（3）：22 - 31.

［2］顾钢. 玫瑰香味有助于在睡眠中记忆［N］. 科技日报，2007 - 03 - 29（2）.

［3］郭思远，董亚琦. 运动对睡眠质量影响的 Meta 分析［J］. 体育科技文献通报，2022，30（10）：84 - 86.

［4］何权瀛，陈宝元，韩芳. 睡眠呼吸病学［M］. 2 版. 北京：人民卫生出版社，2022.

［5］霍布森. 梦的新解［M］. 韩芳，译. 北京：外语教学与研究出版社，2015.

［6］邝晓聪，孙华，秦箐，等. 茉莉花挥发油调控睡眠质量的实验研究［J］. 时珍国医国药，2011，22（1）：26 - 28.

［7］李文华，储珏，沈文博，等. 中药药枕在社区高血压病防治中的疗效研究［J］. 现代中医药，2012，32（2）：21 - 23.

［8］李艳. 中西医结合睡眠障碍研究新进展［M］. 北京：人民卫生出版社，2017.

［9］刘静，徐江涛. 薰衣草精油对小鼠镇静催眠作用的实验研究［J］. 临床和实验医学杂志，2012，11（18）：1440 - 1441.

［10］陆林. 沈渔邨精神病学［M］. 6 版. 北京：人民卫生出版

社，2018.

[11] 陆林. 睡眠那些事儿 ［M］. 北京：北京大学医学出版社，2017.

[12] 陆林. 中国失眠障碍综合防治指南 ［M］. 北京：人民卫生出版社，2019.

[13] 马存根，朱金富. 医学心理学与精神病学 ［M］. 4 版. 北京：人民卫生出版社，2019.

[14] 马源，文一博，汪玺正，等. 河南地区婴幼儿把尿训练开始时间与排尿控制发育关系研究 ［J］. 现代泌尿外科杂志，2018，23（9）：655 - 658.

[15] 单红梅，蒋岳方. 药枕治疗过敏性鼻炎 37 例疗效观察 ［J］. 云南中医中药杂志，2012，33（9）：40 - 41.

[16] 沈长青，严春生，赵桐. 降血压药枕治疗高血压病 60 例观察 ［J］. 吉林中医药，2007，27（8）：22.

[17] 石琦，陈操，高晨，等. 中国 10 例家族型致死性失眠症患者的临床及家族特征分析 ［J］. 中国病毒病杂志，2012，2（3）：197 - 201.

[18] 宋旺弟，申静，江敏，等. 薰衣草精油的纯化及安眠功效的研究 ［J］. 中国医院药学杂志，2018，38（18）：1911 - 1917.

[19] 苏翠娟，孙光武. 对科学使用枕头防治颈椎病的建议 ［J］. 中国矫形外科杂志，2002，10（11）：1143.

[20] 孙思邈. 备急千金要方校释 ［M］. 李景英，苏礼，任娟莉，等，校释. 北京：人民卫生出版社，2014.

［21］檀少强. 加味蠲痹散药枕治疗颈型颈椎病的临床疗效分析
［J］. 中国医药科学，2011，1（16）：102.

［22］汪玺正，文一博，王庆伟，等. 使用尿不湿对夜间遗尿症发
病率的影响［J］. 郑州大学学报（医学版），2018，53（2）：
202 - 206.

［23］王东岩. 中西医结合睡眠医学概要［M］. 北京：人民卫生
出版社，2020.

［24］王宏. 苦荞壳失眠散药枕治疗不寐症的临床研究［J］. 心
理月刊，2018（6）：101 - 102.

［25］徐田，林淑雅，周玉秀. 橘子皮药枕治疗高血压［J］. 中
医外治杂志，1998，7（5）：22 - 23.

［26］杂亚格日里，侯睿，陈梅，等. 婴儿安全睡眠保护策略的
证据总结［J］. 中华预防医学杂志，2021，55（3）：386 -
393.

［27］张斌. 睡眠医学新进展［M］. 北京：人民卫生出版社，
2018.

［28］张斌. 中国失眠障碍诊断和治疗指南［M］. 北京：人民卫
生出版社，2016.

［29］赵忠新. 睡眠的奥秘与调控技巧［M］. 北京：北京大学医
学出版社，2013.

［30］赵忠新，叶京英. 睡眠医学［M］. 2 版. 北京：人民卫生
出版社，2022.

［31］中华医学会小儿外科学分会小儿尿动力和盆底学组和泌尿
外科学组. 儿童遗尿症诊断和治疗中国专家共识［J］. 中

华医学杂志，2019，99（21）：1615 - 1620.

[32] ANSON G, KANE M A C, LAMBROS V. Sleep wrinkles: facial aging and facial distortion during sleep [J]. Aesthetic surgery journal, 2016, 36 (8): 931 - 940.

[33] BERSON S R, KLIMCZAK J, PREZIO E A, et al. Clinical associations between allergies and rapid eye movement sleep disturbances [J]. International forum of allergy & rhinology, 2018, 8 (7): 817 - 824.

[34] DESOUZART G, MATOS R, MELO F, et al. Effects of sleeping position on back pain in physically active seniors: a controlled pilot study [J]. Work: a journal of prevention, assessment & rehabilitation, 2016, 53 (2): 235 - 240.

[35] KHOURY R M, CAMACHO-LOBATO L, KATZ P O, et al. Influence of spontaneous sleep positions on nighttime recumbent reflux in patients with gastroesophageal reflux disease [J]. The American journal of gastroenterology, 1999, 94 (8): 2069 - 2073.

[36] RAVESLOOT M J L, VAN MAANEN J P, DUN L, et al. The undervalued potential of positional therapy in position-dependent snoring and obstructive sleep apnea: a review of the literature [J]. Sleep and breathing, 2013, 17 (1): 39 - 49.

[37] SKARPSNO E S, MORK P J, NILSEN T, et al. Sleep positions and nocturnal body movements based on free-living acceler-

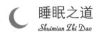
ometer recordings: Association with demographics, lifestyle and insomnia symptoms [J]. Nature and science of sleep, 2017, 9: 267 –275.

[38] ST-ONGE M P, ROBERTS A, SHECHTER A, et al. Fiber and saturated fat are associated with sleep arousals and slow wave sleep [J]. Journal of clinical sleep medicine, 2016, 12 (1): 19 –24.

[39] ZENIAN J. Sleep position and shoulder pain [J]. Medical hypotheses, 2010, 74 (4): 639 –643.